KB176700

총담관과 기저

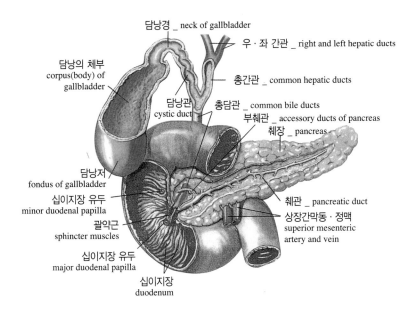

담낭경 _ neck of gallbladder

우ㆍ좌 간관 _ right and left hepatic ducts

담낭의 체부
corpus(body) of
gallbladder

총간관 _ common hepatic ducts

담낭관
cystic duct

총담관 _ common bile ducts

부췌관 _ accessory ducts of pancreas

췌장 _ pancreas

담낭저
fondus of gallbladder

십이지장 유두
minor duodenal papilla

괄약근
sphincter muscles

십이지장 유두
major duodenal papilla

췌관 _ pancreatic duct

상장간막동ㆍ정맥
superior mesenteric
artery and vein

십이지장
duodenum

심근경색

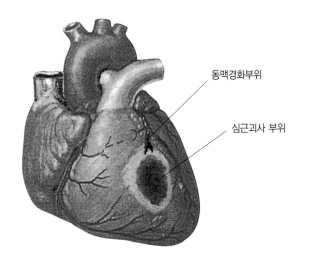

동맥경화부위

심근괴사 부위

관상동맥 경화증

관상동맥이란 심장에 산소와 영양분을 공급하는 혈관이다. 이러한 관상동맥에 지질과 칼슘이 침착되면서 동맥경화가 일어나거나 혈전에 의해 막혀버리면 심장으로의 영양공급이 장애를 받아 협심증, 심근경색 등 이른바 허혈성 심장질환이 발생하게 된다.

〈관상동맥의 구조〉　　　　　　　〈관상동맥경화의 진행〉

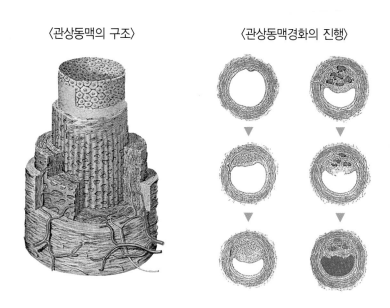

적혈구 비교

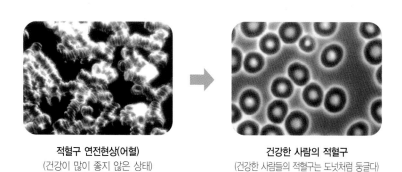

적혈구 연전현상(어혈)
(건강이 많이 좋지 않은 상태)

건강한 사람의 적혈구
(건강한 사람들의 적혈구는 도넛처럼 둥글다)

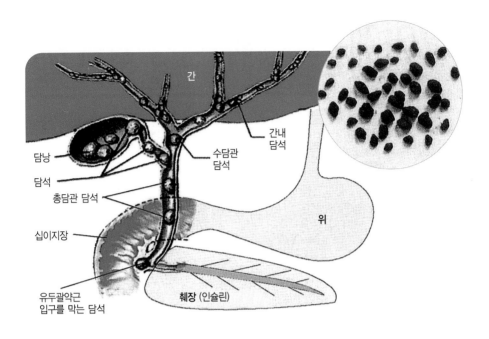

간

간내
담석

담낭

담석

수담관
담석

총담관 담석

위

십이지장

유두괄약근
입구를 막는 담석

췌장 (인슐린)

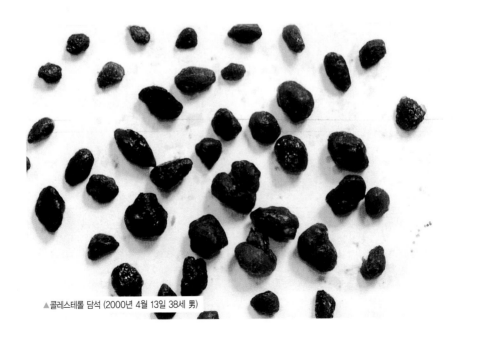

▲콜레스테롤 담석 (2000년 4월 13일 38세 男)

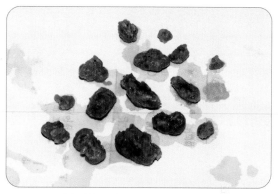

: 10차에 나온 노폐물 _ 명미선, 42세 (2006. 11. 30)

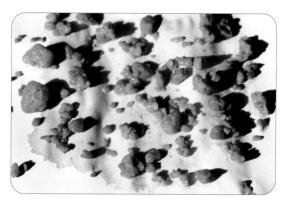

: 13차에 나온 노폐물 _ 명미선, 42세 (2007. 1. 11)

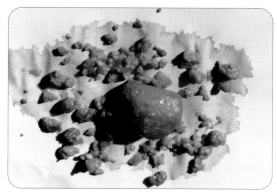

: 13차에 나온 노폐물 _ 명미선, 42세 (2007. 1. 11) [직경 3.5cm]

적혈구·백혈구·혈소판

적혈구

콜레스테롤 미셀

백혈구

혈소판

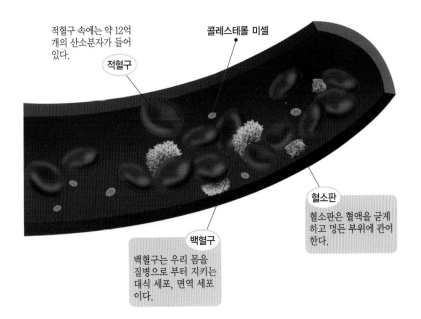

적혈구 속에는 약 12억 개의 산소분자가 들어 있다.

적혈구

콜레스테롤 미셀

백혈구

백혈구는 우리 몸을 질병으로 부터 지키는 대식 세포, 면역 세포 이다.

혈소판

혈소판은 혈액을 굳게 하고 멍든 부위에 관여 한다.

질병이 발생하는 과정

유전, 약물과다복용,
연속된 긴장(게임, 놀이)
잘못된 식생활, 스트레스

교감신경 긴장
↓
아드레날린 호르몬 과다 분비
↓
과립구 증가, 림프구 감소

노폐물 증가
혈액의 산성화
어혈증가

조직파괴

각종 암 발생

갑상선암, 폐암, 대장암, 유방암,
위암, 임파선암, 전립선암,
자궁암, 설암, 간암, 자궁선암,
골육종, 백혈병, 후두암, 방광암,
고환암, 췌장암, 뇌암 …

만성퇴행성질환(성인병)

위장병, 류머티즘, 고혈압, 당뇨,
심장병, 안구건조증, 전립선, 편두통,
신장질환, 저혈당증, 손발저림,
예민한성격, 수족냉증, 오십견, 중풍,
우울증, 파킨슨씨병, 강직성척추염,
십이지장궤양, 담석증, 이명, 불면증,
비염, 풍치, 역류성식도염, 루케릭,
허리와목디스크, 다발성경화증 …

의학이 어떻게
나에게 왔을까?

治病必求于本
치병필구우본

반드시 그 원인(근본)을 구한다.
질병을 치료함에 있어서

책 머리에

나는 우매함과 어리석음이 많고 시련과 시련속에서 운명처럼 이 길로 걸어 온 듯하다. 때로는 산천초목과 새들에게서 조차 도움을 얻었다 생각하니 아득함과 감사함이 교차된다. 어리석음과 우매함이 나를 여기까지 올 수 있게 하였다.

질병(퇴행성질환)이 발병하는 것은 혈액이 깨어지고 림프액이 탁하거나 변형되어 발병한다는 것을 깨우치게 되었다. 혈액과 림프액이 변질되는 것은, 잘못된 식생활과 스트레스 때문이며 또 인체에 넘친 영양소들이 혈액을 오염시키고, 흐름을 방해하고, 독소 물질로 변형되고, 적체되니 통증이 나타나고 질병들이 발병하는 것이다.

질병이 발병하는 패턴은 유전 7%, 운동 부족 10%, 잘못된 식생활 30%, 스트레스 40%, 환경 및 기타 13%… 이다. 이 공식이 어떤 이에게 질병 치료와 예방에 조금이나마 도움이 되었으면 한다.

암이나 각종 질병을 앓고 있는 이들은 자기 자신에게 발병한 질병의 원인을 분명하게 파악하고 치료에 임해야 하며, 의사도 환자와 질병 원인을 소상하게 알리고 소통이 된 후에 치료에 임해야 한다.

유방암과 당뇨병이 같은 원인이라고 말하니 세상이 웃었다.

나는, 두 질병의 원인은 혈액과 림프액이 탁하고 몸속에 독소와 노폐물들이 많아서 발병한다고 본다. 발병 장소가 다르고 질병이 달리 나타나는 것은 또 다른 이유들이 있다.

생명 유지의 3대 요소는 호흡, 음식, 배설이다. 호흡은 그 장소에 따라 공통으로 공급받게 되지만 음식은 인식하여 선택할 수 있다. 그래서 나는 음식이 인체를 만든다 이런 지론을 갖고 있다. 또한 모든 이들에게 전하고 싶은 메시지는 "당신이 먹은 것이 당신을 말한다.(You are what you eat!) 는 서양 속담이다.

패스트푸드나 인스턴트식품 같은 정크푸드를 즐겨 먹고 질병이 발병하지 않는 것이 이상한 것이다.

우울증, 공황증, 조현병, 자살지향적인 마인드, 분노조절호르몬 부족... 등등도 잘못된 음식에서 출발한다는 사실도 아는 이들이 별로 없는 듯하다.

나는 말한다.

모든 질병 치료를 위해선 혈액을 맑게 하고 림프액을 맑게 하며 몸속의 독소와 노폐물들을 제거하는 것, 그것이 의학과 의술의 정점(頂點)이며, 알파요, 오메가일 것이다.

수술하고 좋은 약을 복용했는데 치료가 된 듯하다. 다른 질병이 나타나거나, 더 심해지거나, 죽음에 이르는 것은 치료의 근본인 혈액과 림프액을 맑게 하고 몸 안에 있는 노폐물들과 독소들을 제거해 주지 않았기 때문이다.

또한, 양약들이 인체를 망치고 또 다른 질병을 유발한다는 진실을 세상에 알리며 새로운 패러다임의 의학이 펼쳐져야 할 것이다.

의학이나 의술, 의사가 존재하는 이유는 병자의 몸속에 있는 노폐물이나 독소들을 제거하고 혈액과 림프액을 맑게 하고자 존재할 뿐이다.

현대의학이 설치한 시한폭탄(감기약, 아스피린, 진통제, 심장약, 혈압약, 이뇨제, 당뇨약, 콜레스테롤저하제, 골다공증약, 우울증약, 두통약, 갑상샘 약...)을 제거하는 것은 어렵지만 또한 하지 않으면 안될 일이다.

비타민, 오메가, 각종 영양제, 명상요법, 팔상체질, 보약, 카이로프랙틱, 홍삼, 뼈 교정, 마사지, 산삼을 찾을 것이 아니라, 몸속을 청소하고 혈액을 맑게 하는데 포커스를 맞추어야 하는데 노폐물과 독소, 오염된 림프액과 혈액을 두고 명약을 쫓으면 참으로 우매한 사람이 될 뿐이다. 젊은 날에는 기운이 넘치다, 나이가 들면 기운이 떨어지는 것은 영양소들이 부족한 것이 아니라, 혈액과 림프액 몸속의 노폐물들과 독소들이 많아진 탓이다. 그러므로 필요 이상의 영양분들을 섭취하면 그 잉여 영양분들이 혈액과 림프액을 파괴하고 몸속에서 배출될 때 신장에 테러를 가하여 명(命)을 재촉당할 수 있다는 사실을 아는 이들이 별로 없으리...

세계의 초 장수자들에게 가서 비타민, 오메가, 루테인, 콜라겐...
이러한 영양제를 복용한 적이 있느냐고 물으면 당신은 초라해질 뿐
이리라~

질병의 종류는 167,000(일십육만 칠천)여 가지, 그러나 단 한 가
지도 질병을 완전히 정복한 게 없다는 것이 놀라운 의학의 현주소
다. 또한, 인체의 세포를 온전하게 회복시키는 그러한 약품들도 존
재하지 않는다는 것이 안타깝고, 부정할 수 없는 팩트다.

언젠가 당신이 복용한 화학적인 약들이 반란을 일으켜 반드시 해
를 일으키리라~

암을 수술이나 방사선, 항암제를 사용하지 않고 백혈구에 속하는
면역 세포들을 활성화시켜 우회적으로 암을 공격하게 하여 (지미
카터 대통령, 흑색종 암 완치 선언) 인체에 해가 없고 더욱 실용적
인 방법들이 트렌드화 되어야 한다.

의학에 대한 철학이랄까? 이론이랄까? 나의 학설은 『만병동일설
(萬病同一說)』이다. 만병을 일으키는 원인은 혈액과 림프액이 탁하
고, 몸속의 노폐물과 독소 때문이라고 본다.

정신 질환도 마찬가지다. 잘못된 식생활과 스트레스 및 쇼크 때
문이라 본다.

나의 이론을 확인할 수 있는 것은 유방암이나 갑상선질환, 고혈
압, 우울증, 뇌졸중, 당뇨병, 간장병, 류머티즘, 심장병... 등의 퇴행
성 질환에 똑같은 방법으로 대처해 보면 공감대가 형성될 것이다.

참된 의술이나 의학은 100세 이상 생명을 연장하는 것보다는 90세를 살아도 건강한 삶을 살다 건강한 죽음을 맞이할 수 있도록 해야 한다. 그렇지 못하는 의학은 의학의 수준만 떨어뜨릴 뿐이다.

[병을 고치려면 병자로 하여금 마음속의 동요를 먼저 없애 주어야 한다. 오직 사람의 병만 다스리고 마음을 다스릴 줄 모르는 것은 근본을 버리고 끝을 쫓는 격이다.]

많은 경험과 공부와 피와 땀 속에서 깨우침을 얻은 진정한 의학도들이 있었으면 한다.

또한, 환자 된 이들도 치료의 완치는 자기 자신의 몫임을 잊으면 안 된다. 수술이나 약물도 단지 치료의 한 수단에 불과하며, 치료의 완치는 자기 자신의 몫일 뿐이다.

건강한 정신, 건강한 육체를 갖기 위해선 음식을 올바르게 섭취하고 운동을 적절히 하며, 스트레스 관리를 잘해야 한다. 또한 몸속을 정기적으로 청소하고 필요하면 사혈도 권하고 싶다.

늦어서야 여러 비방을 얻게 되었다.

구안와사에 쓰는 비방이며, 관절이 아플 때 사용하는 비방, 머리카락이 굵고 덜 빠지게 하는 방법, 감기나 기침, 가래, 천식, 폐렴... 등의 폐질환에 도움이 되는 비방, 임신을 잘할 수 있게 하는 법, 흰머리카락을 자연적인 검은 모발이 날 수 있도록 하는 비법, 그리고 90세까지 면역력을 좀 더 높일 수 있는 방법...

현대의학을 뛰어넘는 놀라운 비법들이 있음에 절로 감탄이 나고 고개 숙여진다.

나의 책이 병자와 건강한 이들은 물론, 100세 전후의 건강한 죽음을 위하여도 누군가에게 도움이 되고, 의학이 바른길을 찾는데도 일조(一助)를 할 수 있었으면 한다.

끝으로 오타 교정을 혼자서도 할 수 있게 앱을 가르쳐 준 민준이에게도 고마움을 전하고 싶다.

CONTENTS

소화는 '간'이 한다.

세상의 모든 의학과 사람들은 소화는 '위장'이 하는 것으로 알고
또, 그렇게 이야기한다.

그러나 나는 세상 사람들의 상식과 달리 '간이 소화 한다'는 이론
을 주구장창 외치고 있다. 많은 이들이 나의 이론에 관심이 없다.
막말로 삼척동자도 알고 있을 상식이야기를 나는 엉뚱하게 주장하
고 있으니...

사람들이 위장이 좋지 않다고 이야기하면, "나는 80%가 혈액 속
에 나쁜 물질들이 많고 간 기능이 약하여 그러합니다." 이렇게 답을
한다. 그러면 사람들은 또다시, 건강 검진에서 자기의 간은 튼튼한
데 위장만 나쁘다며 그런 이론은 집어치우고 위장만 잘 복구되는
방법이 없느냐고 물어 오는 이들이 대부분이다. 그런 방법도 있다.
그러나 위장병이 있는 여러 사람에게 나의 지론에 따라 위장병들을
대처케 해보면 나의 이론이 확실함을 매번 느낀다.

위장병이 발병하는 것은 스트레스, 불규칙한 식사, 잘못된 식생
활, 운동 부족... 등이 있다.

그리고 식사할 때는 물이나 국을 마시지 않는 것이 좋다. 왜냐하면 음식이 위장에 들어오면, 위산이 분비되어 음식물들을 유화시키는데, 이때 물이 많으면 방해를 받기 때문이다. 또한 위가 아래로 처질 수도 있다. 그러면 물은 언제 먹는 것이 좋은가? 아침에 일어나자마자 깨끗한 물을 마시는 것이 좋다. 또, 식사 2시간 후에 물을 마시는 것이 좋다.

식사하고 곧바로 물을 마시면 불이 타고 있는데 물을 부어 꺼버리는 형태이기 때문이다.

오래전 '베리 마샬' 이라는 오스트리아 '로열 퍼슨 병원' 의 병리과 의사가 위장병 중 위궤양을 일으키는 원인은 위산과다와 신경성이 아니고, '헬리코박터파이로리' 라는 벌레(바이러스)가 일으킨다고 연구하여 발표하고 약 20년이 더 지나 그 공로를 인정받아 노벨 의학상을 수상하였다. 그러나 그 벌레가 왜? 위장 벽에 궤양을 일으키는지는 연구하지 않았다. 그리고 그 벌레를 섬멸하기 위하여 약이 개발되어 처방되고 있지만, 위궤양은 완전히 치료되지 않고 있다. 이유는 무엇인가? 그 벌레는 원래 위장 속에 있어야 하며 소화 작용을 돕는데 단지, 위장 벽이 스스로 허물어졌을 때만 위장 벽에서 분출되는 영양분을 빨아 먹기 때문이라고 본다. 그러면 위장 벽이 스스로 허물어지고 진물이 솟아나는 이유는 무엇인가? 그것은 피로, 운동 부족, 간 기능 저하, 어혈, 잘못된 식생활, 스트레스가 있을 때 위장 벽이 헐기 때문이다.

내가 왜? 소화는 위장이 아니라 '간' 이 한다고 우기느냐 하면,

첫째, 위장이 움직일 수 있는 에너지는 간이 공급하기 때문이다.

둘째, 위장에 음식물이 들어오면 유문과 분문을 닫고 음식물들을 유화시키기 위해 위산이 분비되는데 이 위산의 원료는 '간'이 공급하기 때문이다.

셋째, 위장에 음식물들이 머무는 시간은 물과 밀가루 음식 등은 30~1시간, 밥과 같은 곡물류는 2시간, 육류는 4시간 정도 머물다 내려가는데, 음식물들이 충분히 유화되면 십이지장으로 흘러내리게 하는 과정도 '간'이 하기 때문이다.

넷째, 음식물이 소장에서 융모를 타고 간으로 흡입되고, 또 세포에 전달되어야만 소화의 과정이 끝나는 것인데, 이 과정 전체가 사실은 간이 컨트롤하기 때문이다.

자주 체하는 사람들은 간에서 담즙 분비가 원활치 않기 때문이다. 하루에 담즙은 1000~1200cc 정도 만들어진다. 간이 약하여 담즙이 충분히 분출되지 않으면 속이 갑갑하고 자주 체하게 된다. 또, 간의 기능이 떨어지면 위장으로 영양공급이 줄어 위장은 위산을 강력하게 만들지 못하고, 위장 밑의 유문 밸브를 리드미컬하게 열지 못하기 때문이다.

다시 말해, 간의 기능이 떨어진 탓이요, 담도가 좁아져 있는 것이다. 위장에 문제가 있다는 것은 간의 기능이 떨어지고 혈액 속에 나쁜 물질들이 많아졌다는 사실을 깨우쳐야 한다. 위장이 나빠지면 간의 기능을 회복시키고 혈액을 맑게 하면 위장병은 저절로 없어진다는 사실을 잊지 마시길...

사람들이 위장약이라며 복용하는 이들이 더러 있다. 그것은 위벽을 보호하는 물질과 인위적인 소화제가 들어 있다. 그것은 치료제가 아니다. 혈액이 맑아져야 궁극적인 치료가 되고, 간의 기능을 회복시켜야 한다.

[일본의 어느 한의사 집안에는 많은 일가친척이 각자의 집에서 식사 후 방에서 기어 다니는 운동을 한다고 한다. 얼마나 하는지는 모르지만, 식사 후 기는 운동을 하고 모든 것을 시작하는 모양이다. 그런데 그 집안에는 모두가 위장병이 전혀 없다는 것이다.]

장, 간을 여러 차례 청소하고, 올바른 식생활을 하며 많이 걸어야 한다. 또한 양배추와 당근을 갈아서 먹으면 뜻밖에 빠른 회복을 보이는 때도 없지 않다.

위장병도 스트레스와 밀접한 관계가 있음을 다 아실 것이다.

마음을 다스리고 장, 간을 청소하고, 올바른 식생활을 하며 많이 걷고, 기어 다니는 운동도 권하고 싶다.

"소화는 간이 한다."는 저의 이론을 많은 이들이 공감할 수 있었으면...

나만의 코로나19, 독감, 사스, 신종플루, 메르스, 예방 및 대처법

독감이나 코로나, 사스, 신종플루 같은 질병들이 발병하면 나는 이렇게 대처를 한다. 물론 이것이 나만의 방법일 수 있고 다른 사람들에겐 효과가 있을지 미지수다. 하지만 나만의 방법이 누군가에 도움이 되었으면 한다.

생강을 다려, 큰 컵(150~200cc)에 보통 채우고 여기에 꿀 2순가락, 계피 1T스푼, 도라지 가루 1T스푼을 넣어 잘 믹스하여 하루 여러 차례 마신다. 증세가 심하면 자주 마시고 증세가 약하면 마시는 횟수를 줄인다.

중요한 것은 튀긴음식, 패스트푸드, 인스턴트식품 같은 정크푸드와 흡연도 하지 않아야 더 많은 효과를 얻을 수 있으리라~

증상이 그래도 제압되지 않으면, 더 강력한 제품화 된 것이 또 있다. 기관지 천식, 가래, 폐렴... 폐의 활성화를 위하여 만들어진 제품이 많은 도움이 되리라 권한다.

인체의 황금 비밀

가끔씩 사람들이 말한다.

무병장수하지 않더라도 사는 동안만큼이라도 아프지 않고 살았으면 하는 바람과 죽음을 맞이할 때도 고통없이 잠을 자듯한, 죽음을 맞이할 수 있길 바라는 것이 로망이라고... 질병에 걸리지 않고 건강한 삶을 살기 위해선 조그마한 것이지만 알아두면 도움되는 몇 가지를 여기에 옮겨 본다.

인체의 특징 중에서 장(腸) 길이를 먼저 알아보자.

사람의 장 길이를 알기 전에 먼저 육식 동물들의 장 길이를 살펴보면 그들의 장 길이는 특이하게도 매우 짧다고 한다. 사자나 호랑이, 치타, 표범... 등등의 육식 동물들의 장 길이는 2m 내외로 되어 있다고 한다. 장(腸) 길이가 그토록 짧다니 이해가 쉬이 가지 않는다. 그들의 장 길이가 길었다면 그들은 지구 상에 존재할 수 없든지 아니면, 변형되었을 것이다.

육식만을 하는 그들은, 음식물(육류)들이 장내에 오래 머물게 되면 소화될 때 가스나 독소들이 발생하여 생명을 위협하거나 수명을 단축하게 할 수 있다. 그래서 오랫동안 진화의 과정에 의하여 장의 길이가 점점 짧아지게 된 것이다. 그들의 평균 수명은 18~20년 정도 된다.

그런데 특이한 것은 육식만 하는 동물이지만, 썩은 고기를 잘못 먹었거나 몸속에 벌레들이 있으면 풀을 뜯어 먹는 경우가 왕왕 있다. 그 풀잎이 몸속의 독소와 벌레들을 섬멸하는 것이라니 놀라울 따름이다.

다음은 초식 동물들의 장 길이를 살펴보자.

초식 동물들의 장 길이는 육식 동물의 장 길이와 대조가 된다. 즉, 매우 긴 것이 특징이다. 소, 말, 양, 낙타, 누우... 등등의 동물들이 있는데, 이들의 장 길이는 10~20m 내외가 된다. 엄청나게 긴 것이 특징이다. 그들은 육식을 전혀 하지 않는다. 오로지 풀과 줄기 뿌리만 먹는다. 물론 모든 동물의 공통점 '물'을 빼놓을 수는 없다. 초식 동물들은 육식을 한 번도 해 본 적이 없지만, 그들의 뼈는 크고 튼튼하며 덩치가 장대하다. 그러면서 체지방도 엄청스러이 많다. 그들의 평균 수명은 약 30~40년이 넘나든다.

초식 동물들은 한꺼번에 풀을 많이 섭취한 후 쉬면서 위장에 있는 것을 다시 끄집어내 되새김을 하기도 한다. 그러므로 나뭇잎이나 풀잎에 있는 영양소들을 충분히 흡수할 수 있기에 몸이 장대하고 뼈가 튼튼하고 충분한 지방질을 유지할 수 있다. 그러면 사람들의 장 길이를 알아봐야 한다.

사람의 장 길이는 7~8m 내외로 되어 있다.

재미나는 사실은 유럽인들은 동양인들보다 장의 길이가 1m 내외 짧다고 한다. 그들은 동양인들 보다 덩치가 큰데 왜 장 길이가 짧은 가? 그들은 육식을 많이 하기 때문이다. 사람의 장 길이가 7~8m 내외로 되어 있는 것은 초식 동물과 육식 동물의 중간에 있음을 알 수 있다. 그래서 사람들의 주식(主食)도 미루어 짐작할 수 있어야 한다. 육식과 초식의 중간...? 그것은 곡식이다. 잡곡(雜穀)이 우리 의 주식이란 뜻이다.

인간은 조물주가 곡식을 주식(主食)으로 하게끔 코드화해 놓았 다. 그러나 인간은 커다란 두뇌를 이용하여 육식도 하고, 초식도 하 며 무엇을 먹어도 탈이 없도록 요리를 하며 진화에 진화를 거듭한 것이다. 그러나 어느 한쪽으로 음식을 지나치게 편식하면 질병이 발병하여 고통 속에서 생을 마감하게끔, 코드가 미리 짜여져 있음 을 잊지 마시길...

다음은 인간의 치아(齒牙)에 대하여 알아보자.

사람의 치아는 온전히 다 자라게 되면 32개가 된다. 그중 어금니 에 해당하는 치아를 한문으로 구치(臼齒)라 하는데, 臼字는 절구 구, 곡식 구 字를 쓴다. 한문 글자의 뜻이 그러하듯 인간들에게 발 현되는 어금니는 곡식을 씹기에 알맞은 구조로 되어 있다는 것이 다. 이 어금니가 위쪽에 좌·우로 5개씩 있고 아래 좌·우 5개로 형성 되어 있다. 그래서 사람들의 어금니는 총 20개로 되어 있다. 곡식

을 씹기에 알맞은 치아가 20개란 뜻이다.(막니 포함)

　다음은 앞에 있는(대문니)치아를 살펴보면, 위에 4개, 아래 4개로 총 8개가 형성되어 있는데, 이것은 풀이나 과일 등을 섭취하기에 알맞은 구조로 되어 있다. 대문니를 한문으로도 문치(門齒)라 부른다. 32개 중 28개가 설명되었다. 나머지는 4개다. 이 나머지 4개의 치아는 우리가 흔히 말하는 송곳니다. 송곳니를 한문으로 견치(犬齒)라고 부른다. 견 字가 개를 뜻하는 것이니, 개의 이빨과 비슷하다는 뜻이다. 개는 원래 육식하는 동물이다. 그러므로 견치는 육식을 섭취하기에 알맞은 치아라는 뜻이다. 이것을 정리해 보면, 곡식을 섭취하기에 알맞은 치아가 20개, 풀과 과일을 섭취하기에 알맞은 치아가 8개, 고기(육류)를 씹기에 알맞은 치아가 4개(20:8:4)... 이것을 수학의 공식에 따라 4로 나누면 5:2:1 이란 비율이 나온다. 나는 이것을 황금의 비율이라 표현한다.

　100세 건강을 잘 하기 위해서 앞서 설명한 "황금의 비율"을 기억하며 음식을 올바르게 섭취하길 바란다. 즉, 곡식을 많이 섭취하고 다음은 과일과 채소를 많이 섭취해야 하며 육류는 적당히 섭취해야 함을 잊지 마시길...

　다음은 담즙(쓸개즙)에 대하여 알아보자.

　육식 동물의 담즙은 육류를 잘 유화시킬 수 있는 성분으로 구성되어 있으며, 초식 동물들의 담즙은 풀이나 나뭇잎을 유화시키기에 알맞은 성분들로 구성되어 있다.

사람들의 담즙을 '히요르산'이라 부르고, 사자의 담즙을 "하이데조키시 히요르산"이라고 부른다. 그런데 흥미로운 것은 풀이면 풀, 곡식이면 곡식, 육류면 육류, 해조류면 해조류, 과일이면 과일... 먹을 수 있는 모든 것을 잘 소화할 수 있는 동물이 있는데, 그 동물의 이름은 '곰'이다. 곰의 담즙에는 어떤 성분이 있길래 모든 것을 소화 흡수 할 수 있을까? 하고 연구 분석해 보니, "우르소데옥시콜린산"이란 성분이 많다고 한다. 이 우르소데옥시콜린산을 추출하여 사람에게 복용시키면 이담작용이 잘 되어 간 기능 회복에 도움이 되지 않을까, 하고 옛부터 이것을 사용한 듯하다. 그러나 나는 말한다. 전혀 효과가 없다고...? 그것이 그렇게 효과가 있었다면 간 경화나 간 기능이 떨어진 사람들이 복용했을 때 치료 효과가 있어야 하는데, 치료된 사례가 없는 듯하며 곰의 담즙은 곰 몸속의 다른 장기들과 서로 밀접한 관계를 갖고 있어야만 가능한 것이다. 행여 사람들이 우르소데옥시콜린산의 성분으로 된 약품을 복용하면 간을 보호하고 이담 작용을 잘해 줄 것이라고 복용하는 분들이 많지만, 궁극적인 효과를 얻지 못할 것이다.

사람들의 담즙은 곡식을 잘 소화 흡수하는데 유효한 성분들이 많음을 명심하여 음식물을 어떻게 섭취할 것인가? 매우 신경을 써야 할 것이다.

"당신이 먹은 것이 당신을 말한다"

조물주가 코드화해 놓은 인체의 법칙을 잘 기억하여 음식과 생활에 활용하면, 여러분들은 의학의 힘을 빌리지 않고 무병장수의 길을 걷게 될 것이다.

갑상선에 대하여

지구촌에서 한국 여성들이 갑상선 환자가 제일 많다고 한다. 이유가 무엇인가? 그것은 너무 잦은 건강 검진 때문이라는 것이다.

외국의 여성들도 한국 여성들보다 갑상선 환자가 많을 수도 있으나 한국처럼 이렇게 많이 건강 검진을 하지 않을 뿐 아니라, 갑상선에 이상이 있어도 병원을 찾고 양약을 복용하고, 방사선을 쬐고, 수술하고 그러지 않는 듯하다. 참으로 안타까운 현실이다.

갑상선에 발병하는 질병들을 살펴보면, 기능항진증, 저하증, 갑상샘염, 갑상샘 결절, 갑상선암 등이 있다. 그러나 이러한 질병들이 왜? 발병하는지? 현대의학이나 한의학들조차 정확한 원인을 알 수 없다고 하며 원인을 모르기에 치료 약도 아직 개발되지 않았다.

수술이 돈이 되는지 많은 환자가 갑상선 절제 수술을 받았다. 너무 많은 수술 때문(과잉 치료)에 의학계 스스로 자정하자며 수술을 신중하게 하자고 모임을 했다. 그러나 그뿐... 또다시 많은 환자들이 수술대에 오르고 있다. 발병 원인은 알지 못한 채 갑상선 암 덩어리를 가만두면, 위험해질 수 있다고 위협을 한다.

갑상선 암을 가만히 두고 90세까지 아무 이상 없이 살 수 있도록 의학과 의술이 펼쳐져야 한다.

나는, 갑상선의 원인은 잘못된 식생활과 스트레스, 운동 부족 때문이라고 오래전부터 주장해 왔다. 나도 많은 갑상선 환자들을 만났다. 그들에게 수술이나 약보다는 원인을 바르게 알고 바르게 대처법을 이야기했다. 모두가 고마워한다.

갑상선의 원인이 잘못된 식생활과 운동 부족, 스트레스 때문인데, 바르게 알지 못하는 환자들은 약을 복용하며 전에 갑상선을 일으킨 나쁜 음식들을 즐겨 먹고 있다. 의사들도 올바른 식이요법을 이야기하지 않고 있다. 약과 질병 원인 물질, 두 가지의 독소 물질을 한꺼번에 복용한다. 두 가지의 독을 함께 복용하는 것... 나중의 일은 여러분들의 상상에 맡긴다.

혈액을 맑게 하고 몸속에 독소와 노폐물들을 제거하며 음식을 바르게 섭취케 하니, 갑상선이 있기 전보다 대부분 더 건강해졌다. 갑상선 약을 복용치 말 것을 권했으며, 아울러 나쁜 음식들도 먹지 말 것을 주문했다. 혈액과 림프액이 나빠 갑상선에 이상이 발병한 것임을 나는 확신하며 바르게 대처해 왔다고 자부한다.

현대 의학적으로 기능항진증일때, 갑상선 호르몬 억제제를, 기능저하증일때는 합성 호르몬을 투여하여 대체하는 것이며, 원인을 치료하는 것과는 거리가 멀다. 그야말로, 합성 호르몬 대체 요법일 뿐이다. 합성 호르몬을 투여하면 그 인체에 필요한 적정량은 누구도 알 수가 없다. 그 자신과 의사는 물론, 신들도 모른다. 오직 그 인체

자체만이 알 뿐이다. 그럼에도, 투여된 갑상샘 약이 완전히 쓰이지 않고 잉여분이 된다면 세포나 혈관에 남아 인체를 야금야금 무너뜨리는 것이다. 그것을 합병증이라 부른다. 또한 완전히 소변을 통하여 빠져나온다해도 신장에 엄청난 부담을 주게 될 것이다.

갑상선에 이상이 발병하는 조건은 유전 7%, 운동 부족 10%, 잘못된 식생활 30%, 스트레스 40%, 환경 및 기타 13%다. 그런고로, 위와 같은 조건들을 극복하면 된다. 그것이 어렵지 않다는 것이 또한 흥미 있는 일 아닌가~ 다시 말해, 올바른 식생활과 산행을 하면서 몸속을 청소하고 마음을 비우면 저절로 혹들이 줄어들 것이며, 설령 줄어들지 않는다 해도 인체에 아무런 해를 미치지 않게 될 것이다.

세상의 여러 의학은 갑상선의 원인을 알 수 없다고 했지만, 탁해진 혈액과 림프액의 오염으로 발병함을 경험으로 알 수 있었다.

튀긴 음식, 구운 육류, 패스트푸드, 인스턴트식품 이러한 것을 절대 먹지 말 것을 권한다. 잘못된 식생활과 스트레스 때문에 발병했다면, 나쁜 음식들을 멈추면 서서히 인체는 회복한다.

갑상선 환자를 만나면 먼저 장, 간을 청소케 하고, 육류의 섭취를 줄이고 해조류와 문어, 오징어 및 피(혈액)가 없거나 적은 생선 등을 먹게 했다. 그랬더니 대부분 좋아졌다.

[미국 오하이오 주에는 바다 없는 주로 우리나라의 충청북도와 같은 위치인데, 다른 많은 주와 달리 유독 갑상선 환자들이 많았다고 한다. 그래서 그 원인을 찾으니 해조류를 다른 주에 비해 덜 섭

취하기에 오하이오주 모든 식당에는 해조류로 된 소금을 비치하게 했더니, 갑상선 환자들이 확연히 줄었다고 한다.]

갑상선암도 마찬가지다. 가만히 두어도 혈액을 맑게 하면 90세까지 몸에 해를 일으키지 않을 것이다.

[갑상선 분비세포는 가운데 대부분이 교질로 이루어져 있고 바깥쪽은 여포세포로 둘러싸인 형태를 하고 있다. 교질의 대부분은 티로글로불린이라는 거대 분자이며 이 거대분자가 요오드화되어 조금씩 잘려 나온 것이 갑상선호르몬이다. 갑상선이 제대로 기능하지 못하면 몸의 대사활동이 줄어들어 전반적인 기초대사량이 줄어들고 체온이 떨어지며 쉽게 살이 찌게 된다. 또한 에너지 공급량이 줄어들기 때문에 쉽게 피로해지며 지적활동능력 역시 떨어지게 된다. 이를 갑상선기능저하증이라 한다. 반대로 갑상선의 과다한 활동은 높은 기초대사율, 높은 체온, 몸무게 감소, 신경과민 등의 증상을 나타내며 심장에도 무리가 가게 된다. 이것은 갑상선기능항진증이라 한다.]

[네이버 지식백과] 갑상선(시사상식사전, 박문각)

갑상샘 호르몬과 칼시토닌을 만들고 분비한다. 갑상샘 호르몬은 체온 유지와 신체 대사의 균형을 유지하는 데 중요한 역할을 담당하고 칼시토닌은 뼈와 신장에 작용하여 혈중 칼슘 수치를 낮추어주는 역할을 한다.

[네이버 지식백과] 갑상샘 [thyroid gland](서울대학교병원 신체기관정보, 서울대학교병원)

갑상선 환자가 발생하지 않도록 예방이 가능하며, 설령 갑상선에 질병이나 암이 발병했다 하더라도 자연적으로 치유하는 이들이 더욱 많아지길 바라며, 환자들과 의학도들도 새로운 면역 요법과 새롭고 자연적인 방법들을 적극적으로 활용할 수 있었으면 한다.

현대의학이 설치한 폭발물 제거

얼마 전에 70세가 되신 남성분이 왔었다.

그분이 복용하고 있는 약은 아스피린, 심장약, 고지혈증약, 우울증약, 콜레스테롤 저하제, 전립선약, 고혈압약, 당뇨약, 수면제 등이었다. 무려 9가지의 양약을 복용하고 있었다. 또 2020년 4월 19일엔 병원에서 심장 수술이 예정되어 있다고 한다.

처음 만나 차를 마시며 대화할 때는 숨쉬는 것 조차 힘들어 하셨다.

의사의 교본 책 중에는 4가지 이상의 양약을 복용하는 사람은 의학의 영역을 벗어나 위험한 영역에 있다고 적혀 있다고 한다. 누구나 화학적인 양약을 4가지 이상 복용하고 있으면 위험 단계임을 알아야 한다.

그분이 내게 온 것은 지난 2월 24일 월요일이다. 전에 강연할 때 그 자리에 계셨고, 나의 책을 읽어보시다 궁금하여 찾아오신 것이다.

나의 요법을 시행하고 다음 날 몸속 청소를 한 후에 일체 양약을 끊어 볼 것을 제안했더니 흔쾌히 끊으셨다. 현대 의학이 설치해 놓은 시한폭탄들을 하나하나 제거해 나가는 것이 엄청 어렵다. 잘못하면 위험해진다. 다들 잘 알고 계시지만, 혈압약 중에서 최후 단계인 알파 및 베타 차단제를 복용하시는 분들은 3일 만 중지 해도 사망으로 이어지는 경우가 왕왕 있다.

수면제와 우울증약을 끊으니 2~3일간 잠이 오지 않아 힘들어했지만, 약 4일부터 잠을 잘 잔다고 하신다. 심장약을 끊고, 119를 부를 준비와 주머니엔 항시 응급 심장약을 준비하며 위험한 상황 속에서 무사히 잘 넘어갔다. 대신에 심장병의 위험을 줄이기 위하여 항상 저녁 식사 중에는 와인을 드시게 했다. 물론 금진옥액과 코, 머리, 다리 등에 사혈을 받게 해서 위험을 줄여 놓았다.

저녁엔 절대 육류를 먹지 말며, 육류도 반드시 삶은 것으로 드시며, 정크푸드를 일체 드시지 말 것도 주문했다. 채소와 과일을 많이 드시고 걷기 운동과 구르기 운동을 많이 할 것을 주문했다.

엄청난 약들의 중독에서 벗어나게 할 수 있는 것은 많은 경험과 신뢰와 용기, 환자의 믿음이 없으면 되지 않는다.

고혈압이 발병하면 자연스럽게 낮출 수 있는 방법이 있고, 당뇨가 발병하고 오래되어도 약물 없이 치유가 가능하다. 다른 질병들도 마찬가지다.

혈액을 맑게 하고 몸속에 독소와 노폐물들을 제거하면 인체는 강력한 면역력을 회복하며 모든 질병들을 스스로 물리쳐 낸다.

이 자연의 법칙을 잘 활용하면 의학과 의술과 화학적인 약품을 넘어 깨우침을 얻고 건강한 삶을 얻게 된다.

의학과 의술이 바르게 행하여지고 많은 이들이 화학적인 약품에서 벗어날 수 있기를...!

면역력 자가 진단

똑같은 상황에서 질병에 걸리고 않고의 차이는 면역력이 좌우 한다. 면역력이 떨어지면 각종 증상이 나타나는데 사람마다 발생 부위나 트러블(염증)이 다르다. 인터넷에 면역력이 떨어지면 나타나는 증상들을 소개해 둔 것을 약간 첨가하여 옮겨 본다.

1) 입 주위나 혀... 등등이 헐거나 염증이 발생하고 엉덩이에 뽀루지가 가끔 생긴다.

2) 코 주위이나 콧등, 눈에 트러블이 잦다.

3) 머리카락이 많이 빠진다.

4) 아침에 일어나기가 힘들고, 피로가 잦다.

5) 얼굴. 손, 배, 목, 등... 여러 곳에 염증, 잡티나 점들이 생긴다.

6) 감기에 쉽게 걸리고 오래 한다.

7) 짜증이 잦고, 집중되지 않는다.

8) 알레르기나 혹이 자주 발생한다.

9) 잇몸에 염증이나 트러블이 잦다.

면역력을 떨어뜨리는 원인은 잘못된 식생활과 운동 부족, 스트레스가 주원인이며, 게임이나 오락에 의한 긴장에서도 세포가 망가지고, 혈액이 파괴되고, 유전자마저 손상을 입을 수 있다.

올바른 식생활을 하여 내 몸을 바르게 사용할 수 있어야 한다.

각종 질병들의 전구증상

　질병이 발병하기 전에 미리 그 전조 증상이 나타나는 것이 대부분이다. 물론 아무런 증세나 느낌이 없었는데 병원 검진에서 발병하는 경우도 많다. 특히나 암 같은 경우엔 거의 대부분 증상이 없다가 갑자기 나타나곤 한다. 그러나 전구 증상을 미리 알아 질병들을 예방하면 좋을 것이다.

　*중병이 들기 전에 증상들(암도 포함)
　1) 자주 체한다.
　2) 피로가 극심하다.
　3) 현기증이 가끔 있다.
　4) 눈의 시력이 갑자기 떨어지는 듯하다.
　5) 감기가 오래 간다.
　6) 갑자기 체중이 많이 빠진다.

*질병이 발병하는 루트

유전 7%, 운동부족 10%, 잘못된 식사 30%, 스트레스 40%, 환경과 기타 13%

모든 질병에 위의 공식을 대입시켜 보시길...

*뇌졸중

1) 전에 없던 심한 두통에 시달린다.

2) 극심한 피로감을 느낀다.

3) 얼굴 한쪽이 갑자기 힘이 빠지고 감각이 둔해진다.

4) 갑자기 한쪽 눈이 안보이거나 시야 장애가 일어난다.

5) 한쪽 팔이 몇 분간 마비가 된다.

6) 말이 어둔해지고 다른 사람의 말을 잘 이해하지 못하는 경우가 있다.

7) 자주 혼란스럽고 제대로 생각하기가 어렵다.

8) 걸음이 휘청거린다.

*폐암

1) 계속되는 기침, 기침이 2주 이상 지속되며 심지어 피가 섞인 가래가 나오면 의심

2) 호흡이 가빠짐

3) 가슴이나 등, 어깨의 통증이 잦다.

4) 호흡할 때 쉰 소리

5) 원인 모를 체중 감량

6) 뼈의 통증

7) 두통

8) 식욕 상실

＊당뇨병

1) 피로감, 시력저하, 성욕감퇴

2) 다갈, 다음, 다뇨, 체중감소

＊신장 질환

1) 부종(눈 주위나 손발)

2) 고혈압

3) 야뇨(자다가 소변 때문에 일어남)

4) 이명(귀에 소리가 나고 청각 기능이 저하)

5) 단백뇨(소변에 거품이 많다.)

6) 혈뇨

7) 요통이 자주 있다.

8) 피부가 자주 가렵다.

9) 핍뇨(오줌을 500cc 이하)

＊심장병

1) 속이 불편하다.

2) 가슴 통증

3) 호흡곤란(운동이나 계단을 올라가는 것과 특별한 이유 없이 숨이 차다는 느낌)

4) 식은 땀(식사할 때 땀을 늘 흘리는 사람은 심장의 기능이 약함)

5) 피로감(아침엔 괜찮으나, 저녁이 되면 녹초가 되거나 식욕부진, 다리가 무겁다)

6) 졸도(갑작스럽게 의식이 잃음)

7) 부종(눈, 복부, 다리, 발목...)이 저녁이나 밤에 나타난다.

8) 피부변색(손톱이나 입술에 청색증이 나타난다.)

＊간

1) 피로가 잦다.

2) 눈의 시력이 급격히 떨어지고 핏발이 자주 나타난다.

3) 건망증이 심해진다.

4) 자주 체하고, 속이 더부룩하다.

5) 짜증이 잦고 성질이 예민해지고 반찬 투정이 잦고, 비린내를 맡으면 구역질이 난다.

6) 밀가루 음식이(국수, 라면, 빵...) 좋아지고, 단 음식과 달달한 믹스커피가 좋다.

7) 호르몬의 생성이 급격히 저하되었다.(정력이 급격히 감퇴, 여성 생리량이 감소, 검은빛...)

8) 변의 색깔이 검거나 냄새가 지독하다.

9) 손톱이 약하고 잘 부러지며, 세로줄이 많다.

10) 잔병치레를 잘한다.

11) 등과 배 몸에 고춧가루 같은 붉은 반점이 있다.

12) 혀의 뒤쪽을 보면 색깔이 맑지 않고 핏줄이 굵다.

13) 허리와 어깨... 자세가 바르지 않은 듯하다.

14) 다리와 어깨가 자주 결리고 쥐가 가끔 난다.

15) 술이 잘 깨지 않고 취기가 오래 간다.

16) 혈소판 수치를 주시하라.

17) 숙면을 취하지 못하고 쉬이 깨며, 저녁엔 잠이 오지 않고 아침만 되면 잠이 쏟아진다.

18) 잇몸과 코에서 출혈이 잦다.

19) 얼굴이나 손이 남보다 노랗다.

위의 사항 중 5개 이상이 해당하면 병원의 검진과 관계없이 본인의 간 기능이 저하되었음을 감지하시어 건강에 유념하시길….

백내장과 녹내장 그리고 황반변성

눈에 발병하는 질병 대부분은 눈에 있지 않고, 혈액과 림프액이 탁하고 몸속에 독소와 노폐물들이 많아서 발병한다고 오래전부터 떠들고 있다. 또한, 양약을 장기간 복용하면 백내장이나 녹내장, 황반변성 같은 눈병도 발병할 확률이 높다 본다.

눈에 녹내장이나 백내장, 안구건조증, 눈물샘 박힘, 황반변성 같은 질환이 있는 분들을 살펴보면 거의 대부분 혈압약이나 당뇨약, 그 외에 다른 양약을 오랫동안 복용하고 계셨던 분들이다.

나는 눈병 하면 90%가 간 내에 노폐물들이 많고 혈액과 림프액이 탁해서 그러하다고 주장한다. 그러나 현대의학은 원인이 아직 밝혀진 것이 없으니 나타난 증(症)만 보고 치료에 임하고 있다.

나뭇잎이 왜, 말라지는지? 그 원인을 나뭇잎에서 원인을 구하고자 한다. 뿌리와 줄기는 보지도 않은 채... 환자도 마찬가지다, 원인과 이유는 덮어두고 무조건 병증을 단번에 치료해 달라고 아우성이다.

지난날들을 조용히 되짚어 보고 병이 날 수 밖에 없었던 원인을 찾지 않은 채... 눈을 수술한 후, 후회하고 고통을 받는 이들이 많다. 때로는 돌이킬 수 없는 상태로 변한 예도 없지 않다.

노인들에게 흔히 나타나는 백내장과 녹내장... 그 원인을 깊이 파고들면 결국, 간에 노폐물들이 많고 혈액과 림프액이 탁하기 때문일 것이다. 모든 질병에서도 그러하듯, 녹내장과 황반변성증까지 예방할 수 있다고 본다.

그것의 첫 번째가 몸속의 독소 제거(청소)가 될 것이며, 둘째는 사혈이 될 것이다. 그리고 평소 올바른 식생활과 운동이 될 것을 확신한다.

눈이 좋지 않은 분들이 한 번쯤 경험해 보시길 바란다. 위와 같이 행한 후에 수술을 받는다 해도 후유증이 더욱 경감될 것이다.

[나는 전에 눈이 나빴다. 그때 간 수치가 GTP, GOT가 각각 320, 340 정도 되었다. 3~4개월 마다 눈의 시력이 떨어지기 시작했고, 안경의 도수가 높아지기 시작했다.

눈이 나빠지고, 허리가 아프고, 간의 기능이 넘 좋지 않아 어쩔 수 없이 서울의 직장 생활을 접고, 첩첩 산골로 낙향해야 했다. 그래도 담배를 끊지 못하고 피웠다. 어머님이 약초를 달여 많이 주셨다. 민간요법이다. 그런데 얼마 지나지 않아 시력이 회복되었다. 안경을 벗었다. 양약을 전혀 복용하지 않았다. 그리고 간 기능도 점점 회복되었다. 어머님이 달여 주신 것은 주로 인진쑥이라는 것이었다.]

＊백내장

눈의 검은자와 홍채 뒤에는 투명한 안구 조직인 수정체가 존재하여 눈의 주된 굴절기관으로 작용한다. 눈으로 들어온 빛은 수정체를 통과하면서 굴절되어 망막에 상을 맺게 되는데, 백내장은 이러한 수정체가 혼탁해져 빛을 제대로 통과시키지 못하게 되면서 안개가 낀 것처럼 시야가 뿌옇게 보이게 되는 질환을 말한다.

＊녹내장

녹내장은 안압의 상승으로 인해 시신경이 눌리거나 혈액 공급에 장애가 생겨 시신경의 기능에 이상을 초래하는 질환이다. 시신경은 눈으로 받아들인 빛을 뇌로 전달하여 '보게 하는' 신경이므로 여기에 장애가 생기면 시야 결손이 나타나고, 말기에는 시력을 상실하게 된다.

개방각 녹내장은 전방각이 눌리지 않고 정상적인 형태를 유지한 채 발생하는 녹내장을 말하고, 폐쇄각 녹내장은 갑자기 상승한 후방압력 때문에 홍채가 각막 쪽으로 이동하여 전방각이 눌려 발생하는 녹내장을 말한다. 각막의 후면과 홍채의 전면이 이루는 각을 전방각이라 하며 이것이 눌리면 방수가 배출되는 통로가 막히게 되므로 안압이 빠르게 상승하게 된다.

녹내장의 발병의 주요 원인은 안압 상승으로 인한 시신경의 손상이다. 시신경 손상이 진행되는 과정에 대해서는 안압 상승으로 시신경이 눌려 손상된다는 것과, 시신경으로의 혈류에 장애가 생겨 시신경의 손상이 진행된다는 두 가지 기전으로 설명하고 있다. 그러나 아직 병을 일으키는 정확한 원인은 밝혀져 있지 않으며, 이에 관한 연구가 지속해서 진행되고 있다.

*황반변성

눈의 안쪽 망막의 중심부에 있는 신경조직을 황반이라고 하는데, 시각세포의 대부분이 이곳에 모여 있고 물체의 상이 맺히는 곳도 황반의 중심이므로 시력에 대단히 중요한 역할을 담당하고 있다. 여러 가지 원인에 의해 이 황반부에 변성이 일어나 시력장애를 일으키는 질환을 황반변성이라 한다.

〈원인〉황변변성을 일으키는 가장 많은 원인으로는 연령증가(나이 관련 황반변성)를 들 수 있으며, 가족력, 인종, 흡연과 관련이 있다고 알려졌다.

〈증상〉황반부는 중심 시력을 담당하는 곳이므로, 이곳에 변성이 생기면 시력감소, 중심암점, 변시증(사물이 찌그러져 보이는 증상) 등이 나타난다. 비삼출성일 경우 크게 시력에 영향을 주지 않는 경우도 있다.

[네이버 지식백과] 백내장, 녹내장, 황반변성(서울대학교병원 의학정보, 서울대학교병원)

이러한 눈병이 나타나는 것은 대부분 노인층에서 나타나고 있는데 원인도 없고, 치료법도 없고, 대책이 없다. 수술을 권하고 있으나 수술한 노인들은 대부분 더욱 심한 고통에 시달리고 있는 실정이다.

나는 말한다.

백내장, 녹내장, 황반변성은 미리 예방할 수 있다고 본다.

몸속을 청소하고 음식을 바르게 섭취하고 적절한 운동을 하면 충분히 예방할 수 있다고 본다.

치료법 또한 같을 수밖에 없으리라.

모든 환자들에게...

질병이 발병한 것은 균이나 바이러스의 침입 때문이 아니고, 혈액과 림프액이 탁하여 발병한다. 혈액이 탁해지고 림프액이 변질되며 DNA조차 손상을 입게 되는 원인은 곳곳에 나열해 두었다.

그리고, 질병이 발생하기 위해선 유전 7% 운동 부족 10%, 잘못된 식생활 30%, 스트레스 40%, 환경 및 기타 13%라는 공식을 잘 활용해 보시길 바란다.

1) 하루에 3번 이상 크게 웃을 것(껄껄껄, 하하하, 호호호...) 마음 속의 독소 제거(미움, 지나친 과욕, 절망, 균형 잃은 생각...)

2) 양치질을 할 땐, 저녁엔 왕소금으로 할 것(왕소금을 굽거나 가공하지 않고, 빻거나 갈아서 부드럽게 사용)

3) 걷기 운동(매일 많이 걸을 것, 구르기 운동, 붕어 운동, 맨손 체조, 발끝 치기, 풍욕, 맨발로 걷기...)

4)올바른 식생활(인스턴트식품, 우유나 유제품, 구운 고기, 튀긴 음식... 등등은 일체 삼간다.)

5) 장, 간, 신장... 등을 정기적으로 디톡스 한다.(몸속의 노폐물과

독소 제거)

  6) 충분한 숙면(환자들은 되도록 혼자서 자야 한다.)

  7) 녹즙(하루에 2잔 이상 드실 것)

  8) 사혈(적정한 량과 적정한 기간)

  9) 자신감(암이나 어떠한 질병일지라도 이길 수 있다는 강한 신념이 있어야 한다.)

이것이 어떠한 질병이나 암을 이길 수 있는 첩경이길 바라며, 또한 실병에 빠져들지 않고 늘 건강하며 천수(天壽)를 하고도 건강한 죽음을 맞을 수 있는 바른길이요, 비법이 되리라 믿는다.

아스피린의 배신

아스피린은 '아세틸살리실산'을 주성분으로 하는 소염진통제로 오래전부터 버드나무 껍질에서 추출해내 사용해 왔다. 그러나 자연물질은 특허 대상이 아니므로 분자 구조가 비슷한 물질을 화학적으로 생산한다. 1874년 독일 화학자 '헤르만 콜베'가 살리실산을 합성해내는데 성공하면서 현재는 석유에서 추출하는 '벤젠'이나 '페놀'에 이산화탄소를 결합시켜 살리실산을 합성해내고 이를 화학 처리하여 아세틸로 바꿔 '아스피린'이란 이름으로 대량 생산한다. 그리고 복용했을 때 물에 잘 녹게 하기 위하여 '이탄산나트륨'을 첨가한다. 영국의 '존 베인'은 아스피린이 체내에서 면역 체계를 향상시키는 '프로스타글란딘'의 합성을 방해한다는 원리를 밝혀내 1982년에 노벨의학상을 수상한다.

자연에서 추출하는 아스피린은 위궤양 등 부작용을 일으키지 않는 훌륭한 약이지만 제약회사에서 대량 생산하는 아스피린은 합성 화학물질이어서 심각한 위궤양, 유산, 신장 질환, 뇌졸중, 간질환, 라이증후군, 알레르기 증상뿐만 아니라 중독증 등을 유발시킨다.

그리고 출혈이 멈추지 않아 응급실에서 수술을 하지 못하는 경우도 많이 발생한다. 주류 의사들은 아스피린을 입속에 넣고 서서히 녹여 먹으면 위궤양을 일으키지 않는다고 하지만 그것은 과학적으로 전혀 근거 없는 말이다. 씹어 먹으나 녹여 먹으나 흡수되는 물질은 동일하기 때문이다.

전 세계적으로 아스피린은 연간 9조 원이 넘게 팔리는데 그중 미국에서만 8조 원가량이 팔릴 정도로 미국은 약 중독 국가다. 이 때문에 미국에서만 매년 7,600명이 아스피린 부작용으로 죽어간다.

[출처] 책 「병원에 가지 말아야 81가지 이유」 中에서

강직성 척추염

강직성 척추염도 혈액과 림프액이 나빠져 그러하고 특히나 신장의 기능이 약해져 요산, 크레아틴... 등등의 나쁜 물질들을 원활히 배출하지 못하여 발병한다고 추측한다. 현대의학은 아직 원인이 밝혀지지 않았고, 치료 약도 개발되지 않았다고 한다.

나는 환자들과 접촉해 본 결과 치료가 그리 어렵지 않았다. 간단한데 몰라서 의학이 헤맨 것이다. 음식을 올바르게 섭취하고 장, 간을 디톡스하고 필요하면 사혈도 받게 하면 95% 이상 치료 가능성이 있다 본다.

신우섭이란 분의 "고치지 못할 병은 없다. 다만 고치지 못하는 습관이 있을 뿐이다." 이 말이 절로 생각이 난다.

먼저 강직성 척추염에 대하여 살펴보자.

강직성 척추염은 희소병의 하나이다. 주로 남성들에게서 발병할 확률이 높으며 척추의 인대가 대나무처럼 뼈로 변하면서 척추뼈들이 붙고 굳어지는 염증성 관절염으로 등과 허리가 뻣뻣해지는 병이라고 한다.

강직성 척추염의 원인은 대부분의 질병처럼 정확히 밝혀진 것이 없으며 HLA-B27이라는 물질이 보인다고는 하나, 이도 정확한 원인이 아님이 정상적인 사람에게도 가끔씩 나타나기 때문에 신뢰성이 떨어진다고 보고 있다. 세균 감염, 외상, 과로 등의 환경적인 요인이 영향을 준다고도 하나 이것 역시 신뢰성을 갖기엔 부족함이 많다고 본다. 그야말로 원인을 아직 밝히지 못한 질병 중의 하나이다. 원인을 모르니 치료 방법이 없다. 당뇨와 혈압과 같이 불치병이다. 우리나라에도 이러한 질병을 앓고 있는 이들이 더러 있으며 환자의 입을 통하여 약 600명 이상이 되지 않을까? 하고 엇핏 들은 적이 있다.

나는 지금껏 이런 강직성 척추염의 환자들을 4명 만났다. 두 명은 호전이 되어 잘 생활하고 있는 것으로 안다. 두 명은 왔다 간 뒤로 연락이 곧바로 되지 않았다.

이 희귀 질환도, 혈액을 맑게 하고 몸속에 독소들을 제거하면 치료의 가능성이 높다고 본다.

나는 그들에게 장, 간을 여러 차례 청소케 했다. 그리고 다른 질병들처럼 구운 육류, 튀긴 음식, 우유 및 유제품, 밀가루 음식들을 먹지 못하게 했다. 사혈도 반드시 권했다. 그리고 약으로 약간의 술도 권했다. 그랬더니, 얼마 지나지 않아 많이 호전되고 의학의 한계를 넘어선 모습이었다.

강직성 척추염은 내가 볼 때, 불치병이 아닌 듯하다. 내가 의학의 한계를 넘어선 것이 아니라, 혈액을 맑게 하고 몸속에 독소나 노폐물들을 청소하게 하고 나쁜 음식을 먹지 말 것을 주문한 것이 좋은 결과를 얻을 수 있었다 본다.

강직성 척추염 환자들에게 다시 한 번 고한다.

"고치지 못할 병은 없다. 다만 고치지 못하는 습관이 있을 뿐이다."

모발을 건강하게

나이가 들면 모발이 가늘어지고 많이 빠지는 것이 보편적이다. 혈액이 탁해지고 몸속에 독소와 노폐물들이 많아진 탓이다.

모발을 건강하게 잘 유지하고 덜 빠지게 하려면, 먼저 인스턴트, 패스트푸드 같은 정크푸드를 피하고, 운동을 열심히 하면서 아래와 같은 방법들을 사용해 보면, 샴푸를 쓰는 것보다 머릿결이 좋아지고 머릿밑도 깨끗이 할 수 있고 많은 도움이 될 듯하다.

〈사용방법〉

세면기에 따뜻한 물을 받고 여기에 밀가루를 2~3스푼 풀어 저어서 충분히 풀리면 뿌연 물에 머리를 감는다. 잠시 머리를 담그고 있어도 되리라.

머리를 헹굴 때는 다시 따뜻한 물을 받아 여기에 식초를 조금 넣어 잘 저은 다음, 머리를 헹구면 머리가 덜 빠지고 머릿밑이 개운해진다.

어떤 80세가 넘으신 현명한 할머니의 전해 들은 비방을 나도 세상에 전할 수 있어 감사할 따름인져...

화학적인 샴푸... 그런 것만 줄여도 세상은 많이 건강하게 되리라.

아토피에 대하여

아토피를 앓고 있는 이들이 예외로 많은 듯하다. 득히나 유아들에게 발병하면 어머니들이 몹시 힘들어진다.

나는, 아토피는 식원병(食源病)이라 주장한다. 즉, 잘못된 음식이 아토피며, 모든 피부병을 일으킨다는게 나의 지론이다.

유아들에게 발병하는 경우는 임신을 하기 전이나, 임신한 후에 인스턴트식품이나 패스트푸드 같은 정크푸드를 먹었기 때문이라 본다. 그리고 어린이들에게 나타나는 경우도 새집증후군 보다는 잘못된 식생활 때문으로 간주한다.

유아들에겐 그렇게 할 수 없지만, 어린이들이나 성인이라면 아토피는 좋은 소금물을 자주 마시면 약 5~6개월이면 깨끗이 나을 수 있다는 현명하신 할머니의 경험을 전하고 싶다.

첨부할 사항은 역시, 정크푸드 같은 나쁜 음식들을 피해야 함을 꼭 명심하시길...!

관절염에 대하여

　나이가 많아지면 노화 현상 중의 하나가 연골 뼈가 닳아 무릎과 손목, 목, 허리디스크가 많이 아파지는 경우가 허다하다. 현대의학적으로 전혀 방법이 없다. 그래서 수술로 완충제품을 끼워 넣는다. 다시는 연골 뼈가 자랄 수도 없다.

　그런데 관절염에 아주 효과가 좋은 방법이 있다. 오래전에 알았지만 잊고 있었는데 다시 그분의 책을 읽게 되었다.

　미국의 닥터 웰렉이란 의사의 치료법이 관절염을 아주 가벼이 치료할 수 있다는 사실이다. 단지, 닭의 연골 뼈를 골라 먹으면 얼마 지나지 않아 관절염에서 벗어 날 수 있다고 한다.

　그러면 연골이 닳은 이유는 무엇인가?

　여기에도 혈액과 림프액이 탁하다는 것이 나의 주장이다. 그리고 몸의 상체가 하체보다 실하다는 것이다. 상체가 뚱뚱하니 하체가 견디지 못하고 50년~60년쯤 되면 연골이 버티지 못하고 닳고 상하게 된 것이다.

　닥터 웰렉의 이론을 바탕으로 더욱 효과를 배가시키기 위해선 먼저 장, 간을 청소한 후에 그분의 치료법을 사용해야 할 것이다.

나는 닭의 연골 뼈 추출물과 약초들을 혼합하여 몸속에 자연적으로 잘 흡수 동화될 수 있도록 보완하고 보완하여 제품화했다. 복용하자마자 무릎의 통증이 사라지는 것은 아니며, 복용을 꾸준히 할 필요가 있다.

나이가 많아지거나 건강관리를 잘하지 못하여 관절염을 호소하는 분들이 많다. 그분들에게 많은 도움이 되었으면 한다.

백반증에 도움이 되었으면

멜라닌색소가 부족하거나 파괴되어 피부가 흰색으로 변한다고 말한다. 백납, 백반증도 원인도 불분명하고 치료약도 치료법도 없다.

최근에 비방을 얻어 만들어진 흰머리카락을 자연적으로 검은 머리카락이 자라게 할 수 있는 비방이 여러 차례 사람들에게 임상을 해 보니 실지로 그렇게 되었다. 물론 수 많은 사람들에게 임상을 해 본 것은 아니며, 공식적인 것도 아니다.

다만 내 자신과 몇몇 지인들을 했었고, 나 자신은 꾸준히 하루 세 번 복용하니 약 50일이 지나니 흰머리가 거의 줄고 검은 머리가 많아졌다. 그런데 머리카락만 검어진게 아니라, 몸 전체가 좋은 기운이 흐르는 듯하다.

뼈와 피부, 잇몸... 내부의 기운마저 건강해 짐을 느낀다.

이것은 곡식과 해산물로 만들었기에 부작용이 없다. 그래서 백반증 환자들이 복용해 보면 어떨까? 매우 궁금하다.

멜라닌 색소의 이론을 떠나 백반증에 도움되어 피부가 복원된다

면 산천초목과 신들께 감사하리라~

폐암 말기

동네에 계시는 아저씨는 올해 79세가 되었다. 어릴 적부터 봐 오던 분이시다. 키는 155cm쯤 되실 것이다. 평생 농사일이 천직이셨고, 작은 체구로 어떻게 일을 그리 많이 하셨는지 잘 이해가 되지 않는다. 전에는 막걸리도 종종 드시며 담배도 피우셨다.

작년부터 가래가 많이 끓고 숨이 차서 병원엘 가니 폐암 말기라는 소문이 들린다. 매일 우리 집 앞을 운동하신다고 지팡이를 짚고 지나가시지만, 묻지는 않았다. 얼굴이 부석부석하게 부어 있고, 눈가에는 다크서클이 크게 있고 가래가 거른 거른 그러신다. 숨 쉬는 것이 많이 힘들어 하시고 조금 걸으시다 쉬시곤 한다. 병원에서 방사선을 여러 차례 받으시더니만, 한계를 넘었다고 판단하는지 그들도 오지 말라고 한단다.

병원에 다니시기에 괜스러이 내가 어떤 말씀을 드릴 수가 없다. 그래도 가래(담)가 너무 심해서 "아재요! 오늘부터 무우를 좀 드십시요." 하고 겨울 무우가 있어 3개를 저온 창고에서 내어 드렸다. 무우를 숟가락으로 긁어 드시라고 했다.

다음 날 아침에 집 앞을 지나가시는데 마주쳤다. 그런데 숨결이 한결 좋게 들리었다.

"아재요~ 숨결이 아주 좋습니다." 그랬더니만, 아재께서 "그러냐~" 그러신다.

"무우가 바람이 들었더라," 그래서 믹서기에 갈아서 자주 드셨다고 했다. 계속 지켜 보고 있지만, 너무 놀랍다.

그리고 열흘쯤 지나 또 뵙게 되었는데 전보다 또 더 많이 좋아지시고 있었다. 무우가 가래(담)을 삭이고 있는 듯했다. 폐암도 점점 좋아졌으면 하고 있다.

2020년 1월쯤 일 것이다.

동네 위쪽 도로가 산골짜기에 조그마한 황토집을 공사하고 있었다. 산책하다 자주 들리곤 했다. 황토로 집을 지으니 관심이 많아진다.

6평 남짓한 평수이어서 공사하는 분에게 물었다. 이 집 주인은 암 환자입니까? 하니, "폐암 4기랍니다." 그렇게 대답이 돌아왔다. 그리곤 자주 구경을 갔지만, 주인 양반은 보지 못했다. 병원에 있고 코로나 때문에 오지 못한다고 한다.

3월 중순쯤인가 마당에서 뭔 일을 하고 있는데 지팡이를 짚고 누군가 지나가고 있었다. 인사를 건넸다. 그랬더니 자기가 저 위의 황토집 주인이라고 했다. 나이는 54세라고 한다.

폐암 4기며 레이저 수술할 당시 식도가 타서 대장을 끊어 식도에 연결 수술한 이야기까지 해 주었다. 그런데 힘이 없어 지팡이를 짚고도 곧 넘어질 듯한 상태이었다. 항암 치료는 서울의 모 병원에 한 달에 한 번 가서 방사선 치료를 받고 온다고 했다.

그런데 4월인가? 투표하고 오다 그 집에 들렀는데 환자의 상태가 아주 양호했다. 아~ 죽지는 않겠구나~ 이런 생각이 바로 든다.

목도 좋지 않으니 음식도 조금을 겨우 먹는데 건강이 매우 좋아졌기에 물었더니, 그냥 잡곡밥을 해 먹고 운동을 하고 있다고 했다.

우리 고향에는 공기가 너무 맑다. 그래서 폐암이 저절로 낫고 있구나! 생각이 든다.

암~ 음식과 공기... 그것이 좌우할 것이다.

우리 동네에서 800m 떨어진 저쪽 동네 위에 4년 전인가? 양파망처럼 생긴 커다란 자루에 황토를 담아 집을 지어 이사를 온 사람이 있다. 올래 나이가 59세 정도 되었다고 한다. 부동산 중개업을 하는 사람이라 그냥 목례를 몇 번 한 적이 있다.

그런데 작년(2019년 10월)에 폐암 말기 판정을 받고 아주 심하게 낙담을 하더니만, 병원에서 방사선이며 항암 치료를 여러 차례 받았다고 소문이 자자 했다.

그해 12월쯤에 돌아가실 수도 있다는 소문이 들리곤 했다. 그런데 올해부터 개와 같이 운동을 하며 우리 집 앞을 지나가고 있다.

"많이 좋아졌습니다." "그랬더니 본인도 많이 좋아졌습니다." 그렇게 답을 한다.

집에 나무를 엄청 구해와서 그것을 자르며 정리를 하는 것이 지나가다 자주 보인다.

폐암 말기에서 지금은 상태가 아주 양호한 듯하다.

진작부터 저 위쪽 임도(林道)가 있는 곳으로 운동을 하면 좋을 것을 그리 생각했는데 이제야 운동을 열심히 하고 있다. 그분도 폐암이 완치되리라 생각해 본다.

전에는 두 사람이 폐암 3기 이었는데, 우리 고향에 와서 2년간 컨테이너 생활을 하며, 산에 다니고 약초도 캐 먹곤 하며 완치를 해서 갔다고 동네 어른이 이야기하신다. 그때는 나도 몰랐다.

폐암이나 췌장암은 치사율이 높아 얼마의 시간이 지나면 거의 대부분 죽는 줄 알았는데 자연의 위대함을 새삼 느낀다.

암튼 우리 고향이 공기가 맑아서 그럴 것이다. 또한 여러 가지 조건들이 폐암 치료에 많은 효과가 있는 것은 아닐까? 곰곰이 생각해 본다.

2020년 9월에 폐암환자가 나에게 있는 기관지, 폐에 쓰는 제품을 주문하여 복용했다. 약 4일동안 복용해도 효과가 없다고 하더니 7일쯤인가? 확연히 가래(담)가 줄고 눈물과 콧물이 많이 줄었다고 했다.

여기에는 쌀엿(갱엿) 도라지, 더덕(잔대), 배, 유근피... 등등이 들어가며 물이 일체 들어가지 않는다.(물 타지 않았다!)

또한 산속의 풀잎들과 약초 뿌리들이 폐암이든 췌장암, 간암, 유방암, 뇌암, 혈액암, 갑상생암... 등등 모든 암과 질병 및 건강증진에도 도움이 될 것임을 확신한다.

99세까지 88하게

노인이란? 혈액이 탁하고, 몸속에 독소와 노폐물들이 많아서 세포가 노화된 사람들을 칭하는 말이다. 99세가 되어도 팔팔하고 건강한 삶을 모두가 누릴 수 있다고 생각한다.

초췌하고 활력이 없는 노인은 젊은 날부터 몸속을 캐어해 주지 않았기 때문이요, 저녁에 육류를 많이 먹었기 때문이라 본다.

젊은 날부터 장, 간을 정기적으로 디톡스하고, 음식을 올바르게 섭취하고, 운동을 적절히 하며, 때때로 사혈도 받고, 스트레스 관리를 잘하면 90세는 아주 건강하고 활력적으로 살 수 있음을 확신한다.

매번 강조하는 것은, 저녁에는 육류를 먹지 말라는 것이다. 육류는 아침이나 점심때 먹고 저녁에는 절대 육류를 먹지 말고 채소와 나물, 고구마, 문어, 견과류, 오징어, 과일.. 등등을 섭취할 것을 권한다.

최근 들어 흰머리카락을 검은 머리카락으로 자연적으로 나게 할 수 있는 제품을 만들었는데, 더욱이 노인들이 없어질 듯하다.

세월이 흘러 나이가 들면 살아있는 모든 생물체는 노화현상을 맞게 된다. 이것이 자연의 순리이다. 그렇게 활동적이던 사람의 걸음걸이가 느려지고 허리가 꾸부정하게 된다. 팽팽하던 얼굴엔 주름이 지고, 행동도, 생각도 점점 유순해진다.

왜? 그러한 일들이 벌어지는가?

몸속에 노폐물들이 많고 혈관이 좁아지고 혈액과 림프액이 탁하고 세포들도 모두 노폐물들이 끼여 혈액을 바르게 공급받지 못하고 있기 때문이다. 젊은 날부터 정기적으로 몸속을 청소를 하지 않고 건강만 믿고 인체 내부를 방치해 두었기 때문이다. 백 세 전후로도 건강한 분들은 육류 섭취가 낮고 곡식과 채소 위주의 식생활과 끝임없이 움직임 때문임을 알게 되었다.

국민연금관리공단에서 얼마 전에 100세 이상 연금 수급 대상자가 35명이라고 뉴스화했다.

참으로 건강하신 분들이다. 앞으로 의학적인 측면에선 더 많이 나올 것이라 예상하지만, 나는 반대일 것으로 생각한다. 왜냐하면 장수하는 대부분의 사람은 의학이나 의술과 거리가 멀리에 있는 사람들이기 때문이다. 양약을 많이 드시고 좋은 영양제를 많이 드신 분들은 장수 하기가 힘들다. 올바른 식생활과 꾸준한 운동과 밝은 생각을 하는 것이 장수의 근원이다.

앞서 모든 곳에 서술하였듯이, 젊은 날부터 주기적으로 간, 신장 등을 청소하고 올바른 식생활이 백 세 건강에 초석임을 매번 외친다.

초췌한 노인들이 많은 것은 의학이나 의술이 잘못되어 그러하다. 그리고 젊은 날과 장년이 되었을 때도 자기 자신의 건강을 믿고 노년을 준비하지 않았기 때문이다. 60~70대를 잘 준비해야 건강한 80대를 맞을 수 있고, 80대에 잘 준비를 해야 90~100세를 건강하게 살 수 있고, 100세에 잘 준비를 해야 110세를 잘 영위할 수 있고 110세에 잘 준비를 해야 건강한 120세를 맞이할 수 있다.

건강한 죽음도 평소에 건강한 체력과, 좋은 생각을 갖고 있어야만 건강한 죽음을 맞이할 수 있다.

저녁에 육류나 영양이 많은 음식을 먹으면 위가 힘들고 몸 전체가 힘들고, 뇌의 기능이 떨어지고, 덩달아 눈과 귀, 모든 것에 좋지 않다. 또한 치매와 뇌졸중을 40%까지 줄일 수 있고 암 발병률도 40% 줄일 수 있다고 본다. 모든 신체 기능의 노화를 더디게 할 수 있는 '신의 한 수'라고 주장한다. 그리고 평소에도 구운 육류, 패스트푸드, 인스턴트식품 같은 정크푸드를 반드시 멀리해야 함을 때마다 강조한다. 정크푸드를 먹고 건강한 삶을 바라는 것은 있을 수 없는 일이다.

평소에 무엇을 먹고 얼마나 움직였나에 따라 건강한 삶과 건강한 노후가 결정된다. 그리고 차를 자주 마실 것도 권한다. 좋은 차를 마시면 혈액과 콜레스테롤 제거에 많은 도움이 된다.

세계적으로 유명한 장수촌이 여러 곳이 있다. 그러나 장수하는 분들의 공통점을 압축하고 압축을 하면 한 가지에 귀결이 된다. 그것은 움직임이다.

지역이 다르고, 혈액형이 다르고, 음식이 다르고, 문화가 다르고, 사람들이 다르다. 그러나 초장수자들의 특징은 항상 많이 움직인다는 것이다. 그리고 성격이 대부분 낙천적이라는 것이다.

우리는 지금 모두가 초장수대에 속하는 삶을 살 수 있다. 남의 힘을 빌려야 하고 나의 의지대로 뭔가를 행할 수 없다면 장수를 한다는 것은 모두에게 피해가 될 뿐이다.

100세가 되어도 내가 음식을 만들고, 먹고, 청소하고, 운동하고, 나의 의지대로 행할 수 있어야 건강한 노년이라고 할 수 있다.

재삼 상조하고 싶다. 건강한 노년은 반드시 젊은 날부터 기초가 단단히 다져 놓아야 한다.

첫째, 올바른 식생활 둘째, 장, 간을 1년에 1~2회 정도 청소할 것 셋째, 많이 움직일 것 넷째, 스트레스 관리를 잘할 것 다섯째, 많이 웃을 것 여섯째, 필요할 때 사혈도 받을 것 일곱째, 고구마와 당근을 생으로 자주 드실 것.

나는 나와 인연이 있는 많은 분들이 90세가 넘어도 활기 넘치는 노년이 될 수 있도록 하는 것이 목표 중의 하나다. 그것이 어렵지 않은데 안타까운 이들이 많다.

노인은 없다. 그것이 나의 지향점이요, 하나의 꿈이며 내가 존재하는 이유 중의 하나이다.

약(藥)들의 역습

의사가 되기 위해서 공부하는 교과서 중의 하나인 「Doctor' s Rule 325」라는 책에는 이런 내용이 나온다고 한다.

1) 가능하면 약을 중지하라.

2) 불가능하면 가능한 많은 약을 중지하라.

3) 약의 수가 증가하면 부작용의 가능성은 기하급수적으로 증가한다.

4) 4종류 이상의 약을 복용하는 환자는 의학 지식이 미치지 못하는 위험한 영역에 놓여 있다.

인체는 자연적으로 형성되어 있다. 내부의 장기(臟器)들도 그러하지 않은가~ 사람과 사자의 내부 장기와 들소 및 산속의 멧돼지와도 인체 내부가 거의 비슷하다. 그러므로 우리 역시 음식을 될 수 있으면 자연적으로 섭취해야 한다. 즉, 될 수 있으면 가공 공정이 많지 않게 해서 음식을 섭취해야 한다.

컨디션이 좋지 않고 질병들이 발병하는 것은 우리들의 먹거리에 문제가 있는 것이며, 스트레스도 한몫한다. 물론 유전, 운동 부족,

환경적인 요인도 원인이 되며 화학적인 약품은 더욱 치명적으로 환자로 전락시킬 수 있음을 두려워하고 깨우칠 수 있어야 한다.

특히나 젊은 친구들은 화학적인 약을 믿고 질병이 발병할 때마다 무작정 사용하는 이들이 많다. 인체는 음식과 호흡 이 두 가지로 만들어지고 유지해 갈 뿐이다.

인스턴트식품, 패스트푸드 같은 정크푸드를 먹고 몸에 트러블이나 이상 증세, 질병이 나타나지 않으면 그것이 이상한 것이다. 반드시 치주염, 편두통, 각종 눈병, 뾰루지, 루푸스, 틱장애, 각종 피부 트러블, 수전증, 혀 안의 염증, 대상포진, 생리트러블, 호르몬의 이상, 정신이상(조현병, 우울증, 공황증, 분노조절장애...) 림프액 변질, 심지어 유전자 변화... 등등이 나타나고, 나이가 점점 많아지면 암(癌)이나 각종 중증(重症)의 질병들이 나타나게 되어 있다.

또한, 통증이나 질병이 있을 때 약품을 장기간 복용하여 그것을 계기로 완전한 환자로 전락하는 경우도 왕왕 있다. 설령, 그 질병에서 벗어난다 해도 복용한 화학적인 약품은 언젠가 반드시 인체를 역공하게 된다는 사실을 늦어서야 깨우치게 된다.

질병이 발병한 것은 바이러스도 균들의 침입도 아니다. 모든 것은 독소 물질들이 생성되고 혈액이 깨어져 탁해지고 림프액이 변형되어 몸속에 유해 물질들이 많아진 탓이다. 어떤 의학자는 몸속이 산성화되었기 때문이라 표현하기도 하고, 어떤 이들은 활성산소를 줄여야 한다고 주장한다.

넘친 영양분들이 변형되어 혈액을 탁하게 하고, 혈액 순환에 장애가 되고, 혈액 속에 나쁜 물질들을 공급하니 컨디션이 떨어지고, 각종 질병을 유발한 것이며 또, 스트레스를 받으면 적혈구가 깨어지고 림프액이 탁해지며, 코르티솔, 활성산소, 젖산... 등등이 많아지고 유전자와 세포와 신경계도 경직되고 손상을 받게 되기 때문이다. 이들이 모여 습격한 곳에 통증이 발현되고, 염증이 유발되고, 세포가 괴사하여 암 덩어리가 만들어지는 것이다.

갑상샘암, 유방암, 간암, 대장암, 위암, 뇌암, 당뇨병, 고혈압, 간경화, 뇌졸중, 루프스, 편두통, 심장병, 신장 질환, 호르몬 교란, 알레르기, 허리통증, 다리 저림... 모든 암과 질병의 발병도 이와 같다. 다만 발생 부위가 다를 뿐이다.

때마다 외치고 싶은 말~ "당신이 먹은 것이 당신을 말한다.(You are What yo eat!)"

지구상에 세포와 혈액, 인체를 근원적으로 회복시키는 그러한 약들은 아직 한 가지도 개발되지 않았다는 것이 안타까운 현실이다.

질병의 종류는 167,000(십육만칠천)여 정도가 등재되어 있는데, 인간이 질병을 정복한 것은 한 가지도 없다는 것이 의학의 현주소다. 또한, 인체에 해가 되지 않는 양약도 존재하지 않는다. 언젠가 반드시 인체에 악영향을 미치며, 역습(逆襲)한다. 그러매도 불구하고 수많은 약이 판매되고 있다.

하나의 증세를 완화하는 듯하지만, 두 가지 이상 해가 된다는 진실을 깨우치는데 때로는 많은 시간을 필요로 하는 안타까운 젊은이들과 무개념의 사람들이 많다.

재삼 이야기하지만, 질병이 발병한 것은 균(바이러스)이나 외부의 침입이 아니라, 유전, 운동 부족, 잘못된 식생활과 약물 복용, 스트레스 때문임을 깨우치지 못하면 돈을 잃고, 몸을 잃고, 나중엔 전부를 잃게 될 뿐이다.

"음식과 운동으로 고치지 못하는 질병은 의학이나 의술도 고칠 수 없다"는 명언을 꼭 명심하시길...

약보다는 먼저 장, 간, 신장 등을 청소하고 올바른 식생활을 하고, 산행(운동)을 자주 해야만 혈액이 맑아지고 면역력이 높아져 질병을 물리칠 수 있고 또, 백 세 건강의 초석을 튼튼히 다질 수 있을 것이다.

붕어빵에는 붕어가 없다. 딸기 우유에는 딸기가 없으며, 바나나 우유에도 바나나가 없듯이, 당뇨약에는 췌장을 회복시키는 것과 관계 없고, 갑상샘, 고혈압... 모든 질병 치료에는 근원 치료와 관계 없으며 대체를 하는 요법들뿐이다.

뉴욕 대학의 내과와 외과 교수이었던 "알론조 클라크" 박사는 이런 말씀을 하셨다고 한다.

「우리가 쓰는 치료 약은 모두가 독(毒)이므로 한 번 복용할 때마다 환자의 활력을 떨어뜨린다. 병을 낫게 하려는 의사들의 열성이 도리어 심한 해를 입히고 있다. 자연에 맡기면 저절로 회복될 것으로 믿어지는 많은 사람을 서둘러 묘지로 보내고 있다.」

이렇게 분개했다고 한다.

＊예방접종

천연두 예방 접종을 한다고 초등학교 때 난리를 쳤다. 그리고 간염 예방 접종, 자궁경부암 예방 접종, 콜레라, 장티푸스 등등 많은 질병의 위험성에 예방 접종을 홍보하고 시행하고 있다. 그러나 그러한 것이 과연 효과가 얼마나 있을까?

예방 접종이란, 미리 미세한 균을 투입해 방어물질들을 형성해 진짜 균들이 침입했을 때 미리 막을 수 있는 면역력을 높이는 행위다. 그러나 아무런 면역력이 없는 이들은 미세균들이 그대로 인체를 침범해 사망해 이르는 경우도 없지 않다.

여학생들이 요즘 자주 질문을 한다. 자궁경부암예방 접종에 대하여...

암은 유전, 운동부족, 잘못된 식생활, 스트레스, 환경 및 기타 등의 요인들이 복합적으로 나빠질 때 나타난다. 그런데 주사로 위와 같은 상황을 없게 할 수 있는가? 너무도 상업적이라 생각하지 않을 수 없다.

＊항생제

항생제는 미생물이 생성한 물질로, 다른 미생물의 성장을 저해하여 항균작용을 나타내며 인체에 침입한 세균의 감염을 치료한다. 작용기전, 항균 범위 등에 따라 다양하게 분류될 수 있다. 각각의 약리학적 특성, 항균 범위, 작용기전, 내성 양상, 약물 상호작용 등을 고려하여 의사의 처방에 따라 사용된다. 항생제의 오남용을 방지하기 위해 환자와 전문가 모두 주의가 필요하다.

〈부작용〉

항생제의 부작용은 약물군에 따라 공통으로 일어나는 증상도 있지만, 대부분은 개별적으로 나타난다. 동일한 약물군 내에서도 부작용에 대한 교차반응이 다양하게 나타나기 때문에 주의가 필요하다. 항생제의 부작용에는 과민증, 조직에 손상이 일어나는 직접 독성, 인체에 정상균이 죽어서 새로운 감염이 일어나는 설사 등의 간접 독성 등이 있다. 항생제에서 공통으로 일어나는 대표적인 부작용은 과민증상이며 항생제 복용 시, 발진, 두드러기 또는 미열 등과 같은 가벼운 증상부터 갑작스러운 호흡곤란 및 쇼크 등과 같은 비교적 심각한 증상까지 나타날 수 있다. 과민증상이 나타나면 즉시 전문가에게 알려 적절한 조치를 받아야 한다.

간·신장에 환자, 고령자, 소아, 임신 및 수유 중인 여성, 알레르기 증상을 일으키기 쉬운 환자에게는 신중히 투여한다.

[네이버 지식백과] 항생제(약학용어 사전)

자연에는 천연의 항생물질들이 넘 많다. 의학은 그것이 돈이 되지 않기 때문인지 모르고 있는지 천연의 물질들을 처방하지 않고 있다. 화학적인 항생제를 복용하면, 마치 유리에 앉은 파리를 망치로 때려잡는 듯한 현상들이 나타난다. 파리를 바르게 잡지도 못하면서 유리창을 박살 내듯이, 화학적인 항생제를 복용하면 인체 내에서 바이러스를 섬멸할지 모르지만, 정상적인 세포들이 크게 손상을 받아 엄청난 피해가 일어나며, 인체는 복구가 어려운 경우와 사망으로 이어지는 경우도 없지 않다. 어린이들에게 복용케 하면 엄청난 부작용이 다양하게 나타난다. 세계 보건기구는 어린이들에게 항생제를 처방하지 말 것을 간곡히 부탁하고 있는 실태다. 성인도 마찬가지 간, 신장, 성호르몬, 모든 곳에 피해가 너무도 심각하게 된다.

혈액이 맑아지면 부신에서 염증을 섬멸하는 물질들이 자연적으로 생성한다. 꼭 신장에서 만들어진다고 할 수 없으며, 몸의 여러 곳에서 염증을 제거하는 작업을 하는 것 같다. 염증이 많다는 것은 혈액이 탁하고 림프액이 탁하다는 것이다. 몸속을 먼저 청소하고 올바른 식생활을 하면서 산행이나 운동을 하면 저절로 염증이 잘 제거됨을 잊지 마시길.. 자연의 항생제는 마늘, 양파, 생강, 모든 먹을 수 있는 풀잎, 계피... 등등이 있다. 바른 의학, 참된 의학이여...

＊당뇨약

당뇨약이란?

1) 소장 점막에 작용하여 당의 소화를 억제하고 흡수를 지연함으로 식후 혈당을 조절하는 형태

2) 인슐린 분비 촉진제

3) 인슐린 저항성 개선제

췌장의 세포나 기능을 회복시키는 것과는 아무 상관이 없다.

당뇨약을 장기적으로 복용함으로써, 당은 조절될 수 있으나 할 일이 없어진 췌장은 점점 황폐해지고 영양을 공급받지 못하며 망가

져 가는 것이다. 췌장이 망가지면, 췌장에는 글루카곤, 인슐린, 소마토스타틴, 키모트립신... 등등의 인체에 귀중한 호르몬들도 분비되지 못한다. 또한 합성인슐린(당뇨약)은, 호르몬을 대처하고 남은 잉여분은 인체에 남아 다른 질병을 유발하는 촉매 역할을 할 뿐이다.

이럴 때 현대 의학은 "합병증~ 합병증"하며 책임을 회피한다. 너무도 어처구니없는 표현을 한다. '약물 중독증'이 올바른 표현이다. 당뇨약을 복용치 않고 당뇨병에서 온전하게 벗어날 수 있는데, 합성인슐린에만 매달리고 있는 의학과 환자들이 안타까울 뿐이다.

＊간장약

간이 나빠지면 많은 약이 처방된다. 비리어드, 바라쿠르드, 우루소데옥시콜린산... 간의 수치를 떨어뜨리나 신장에 심한 테러를 가하고 인체를 점점 나쁜 환경으로 몰고 가, 결국엔 간이 더욱 나빠지면 내성이 생겼다며 다른 약들을 겸하여 처방한다. 칵테일 요법... 이때는 간이 더욱 나쁜 상태로 변한 것이다. 약물이 더욱 인체를 망친 상태다. 약들이 간의 세포를 활성화하거나 회복시키지 못한 채 약물이 오히려 간과 인체를 무너뜨리는 상황이 벌어지는 것이다.

간의 기능을 궁극적으로 회복하려면, 간 내 독소나 노폐물들을 청소해 주고 음식을 바르게 섭취하고 산행을 자주 하는 것이 도움된다. 그리고 녹즙도 도움이 된다. 녹즙을 올바르게 쓸 수 있어야 한다.

그리고 나에게 있는 환제(양지환)도 도움이 될 것이다.

* 심장약

심장에 쓰이는 양약들은 어떤 것이 있을까? 그것은 혈전용해제
(혈액순환개선제), 아스피린, 혈관확장제, 이것이 전부다. 그리고
결국엔 스텐트 수술이나 다른 시술을 해야 한다.

심장병이 일어난 이유는 고지혈, 혈전이며, 활성산소, 코르티솔,
양약의 복용에 의하여 커다란 영향을 받아 심장이상박동이 많다.
모든 양약은 다 심장의 기능을 저하한다.

3가지 이상의 양약 복용은, 심장마비의 주요 원인이란 생각을 떨
치수가 없다. 설령 심정지를 일으킬 수 없다 해도 그 피해는 엄청날
것이다. 우리는 약들의 진실을 더욱 잘 파악해야 할 것이다.

장, 신장, 간 등을 청소하고 사혈을 받고, 반드시 육류는 삶아서
드시며, 또한 저녁에는 육류를 먹지 말 것을 권한다.

심장에 가장 좋은 약은 녹즙임을 의사든, 일반인이든 반드시 알
아야 한다.

콜레스테롤 약의 주의사항입니다. 콜레스테롤 약을 스타틴으로
표기했습니다.(인터넷에 퍼옴)

1) 스타틴의 투여 후 간염이 나타날 수 있으므로 구역, 구토, 권태
감 등의 증상이 발생하는 경우에는 스타틴의 복용을 중지하고 의사
에게 알려야 합니다.

2) 스타틴을 복용은 임신 중 사용 금기입니다. 또한 가임여성은

스타틴을 복용하는 동안 적절한 피임법을 사용해야겠습니다. 스타틴으로 인해 유아에서 부작용이 나타날 수 있기 때문에 수유 중 사용 또한 금기입니다.

3) 일부 스타틴 약물과 관련해 간질성 폐질환 사례가 보고되었습니다. 호흡곤란, 가래가 없는 기침, 피로나 체중감소 발열이 나타날 경우에는 스타틴 복용을 중단합니다.

4) 횡문근용해(근육이 파괴)가 발생할 수 있고 그 물질이 신장에 영향을 미쳐 급성 신부전이 발생할 수 있습니다. 근육의 통증이나 근육 약화가 있을 시에는 병원에 가서 면밀하게 근육효소수치(CK)를 검사해야 겠습니다.

5) 간기능 이상이 나타날 수 있고 스타틴 복용 후에 간기능 이상, 황달, 간염 등 부작용이 발생할 수 있습니다. 치료 시작 전부터 간기능 검사를 하여 간 문제가 없는지 정기적으로 관찰해야겠습니다.

6) 스타틴 복용 후 공복 혈당이 높아질 수 있으나 복용으로 인한 이득이 고혈당보다 높습니다.

7) 중증 피부질환(SJS syndrome, TEN, 다형홍반)이 나타났다는 보고가 있어 심각한 피부증상이 나타나는 경우 투여를 중단해야겠습니다.

인터넷에서 퍼옴

＊항히스타민제

아미노산의 일종인 히스티딘(histidine)으로 부터 탈탄산에 의해 생성되는 물질로, 동물의 조직 세포에 널리 분포하고 특히 피부, 소장 점막, 폐에 많다.

히스타민 길항제 또는 항히스타민제(histamine antagonist, antihistamine)는 히스타민 수용체 수용을 억제해 히스타민의 작용을 억제하거나 히스티딘에서 히스타민으로 변환시키는 것을 촉진하는 히스티딘탈카르복실화효소 활성화를 억제하는 의약품이다. 항히스타민제는 보통 단백질에 대한 인체의 과잉 반응으로 인해 나타나는 알레르기를 완화하는 데 사용한다.

나는 말한다.

왜, 히스티딘이 탈탄산이 되는가?

그것은 잘못된 식생활과 스트레스에 의하여 면역력이 결핍되었기 때문이라고...

알레르기에 민감하고 자주 발현하는 사람들의 특징은 패스트푸드, 인스턴트식품 같은 정크푸드를 자주 섭취하고, 게임이나 오락을 즐기는 사람들이며, 화학적인 약들이 결코 원인 치료가 되지 못하는 이유는 알레르기의 원인인 스트레스와 잘못된 식생활을 개선할 수 없기 때문이다.

약이 원인 제거와는 관계없이 증상을 완화 봉합하려 하지만, 그 화학적인 약품의 역습은 인체에 커다란 악영향이 될 뿐이다.

＊각종 영양제

현대인들이 엄청나게 영양제를 복용하고 있는 듯하다. 여기에 소비되는 비용이 엄청나리라 생각한다.

그런데 왜 영양제를 복용하게 될까? 컨디션이 떨어지고, 기력이 떨어지고, 피로가 쌓이고, 건강 검진엔 괜찮았지만, 스테미너가 자꾸 떨어지는 듯하기 때문이다.

그러한 것은 영양이 넘치어 그런 것이 대부분이다. 넘친 영양분들이 갈 곳을 잃어 정체해 결국, 독소나 노폐물들로 변하여 혈액을 탁하게 하고, 순환을 방해하고, 나쁜 물질로 변하여 인체에 퍼져나가기 때문이다.

컨디션이 떨어지고 피로가 쌓이는 것은 사실 혈액 순환에 장애가 있고, 혈관 속에 나쁜 물질들이 많아지고 세포나 장기에 독소물질이나 노폐물들이 많아서 그러한데, 모르고 착각하며 비타민, 코큐텐, 오메가 제품, 보약, 붕어액기스, 장어, 개소주, 산삼... 별의별 영양제가 엄청나다. 그러나 그러한 제품이나 영양 높은 물질들이 처음엔 기력회복에 도움이 될 듯하나 그 자신의 생명을 재촉하게 됨을 모르는 이들이 많다. 백 세를 전후로 건강하게 장수를 하고 계신 분들은 그러한 것을 모르고 복용치 않는다는 사실이다.

혈액을 맑게 해야 한다. 몸속에 독소와 노폐물들을 청소하고 음식을 바르게 골고루 섭취하면 새로운 활력이 솟아날 것이다. 몸속을 청소하지 않고 독이 있는 곳에 영양을 보충하면 그것이 모두 독이 되어 신장에 테러를 가하게 되어 늙음과 죽음을 앞당기는데 이바지할 뿐이다.

장, 간, 신장 등을 먼저 청소해 주시길...

＊혈압약

혈압약... 혈압이 높아지는 이유는 혈관 속에 독소나 나쁜 노폐물들이 많거나, 혈전이 많아지거나, 신장의 기능이 떨어지면 발병한다. 물론 혈관이 수축하여도 그러하다.

혈압이 떨어지면 우리는 혈압약을 처방받아 죽을 때까지 복용한다는 사실을 받아들이고 그냥 남들처럼 매일 복용을 하는 이들이 넘 많다.

현재 고혈압에 쓰이는 약들은 이뇨제, 칼슘길항제, 안지오텐신전환효소억제제, 알파차단제, 베타차단제 등이다.

고혈압이란 병은 불치병이라고 현대 의학은 포기하고 있다. 그래서 쓰이는 약품들도, 처음엔 이뇨제를 쓴다. 이것을 혈압약~ 혈압약~ 이렇게 불린다. 이것이 내성이 생겨 듣지 않으면 다음은 칼슘이나 영양소가 혈관에 들어가지 못하게 하는 약품을 쓴다.

이것에도 내성이 생기면 다음엔 심장을 아예 적게 뛰게 하는 약을 쓴다. 알파 차단제, 베타 차단제... 이러한 약들은 혈압을 일으키는 원인을 제거하는 약들과 전혀 관계가 없다. 약을 장기적으로 복용함으로 인하여 인체는 커다란 악영향을 받으며 혼란 속에 빠지게 된다. 위장을 비롯하여 신경계, 혈관, 혈액, 림프관, 특히나 신장에는 더없이 해롭다. 그래서 혈압약과 여러 다른 약들을 혼합하여 복용하면 돌연사의 원인이 된다고 추측하지 않을 수 없다.

갑자기 죽은 사람들은 어떤 양약들을 복용하고 있었는지 늘 궁금하고 혈압약도 한몫을 한다고 나는 추측한다.

나는 말한다.

불치병인 고혈압증상도 약물 없이 반드시 치료가 된다고 본다.

장, 간을 청소하고, 패스트푸드, 인스턴트식품 같은 정크푸드를 끊고, 육류는 삶은 것으로만 먹고, 양파를 썰어 삶아서 아침저녁으로 드실 것을 권한다. 또한 사혈도 권한다.

고혈압... 반드시 약물 없이 정상적으로 회복시킬 수 있다고 설하고 있다.

*갑상선 약

갑상샘 약들도 마찬가지다.

갑상샘에서 분비되는 '요오드'라는 호르몬을 대체하거나 기능을 차단하는 약들인데, 환자들은 아무 생각도 않고 처방받아 복용한다. 호르몬 대체요법... 합성 호르몬은 반드시 다른 질병들을 또 불러오는 속성이 있다. 그래서 합병증을 불러오는 것이다. 갑상선 세포를 회복하는 것과는 아무런 상관이 없다.

갑상선에 질병들이 발병하는 것은 두 가지다. 잘못된 식생활과 스트레스다. 이 두 가지를 해결하지 않고는 약물로 갑상선 회복은 없다. 약은 있을 수 없다.

올바른 식생활과 산행을 자주 하고 사혈과 녹즙을 먹으면, 회복되는 경우가 그렇지 않은 경우보다 많다. 안전하고 다른 기능도 좋아진다.

이것이 의학이요, 의술이다.

*정신과 약

현대에 많은 이들이 정신과 약을 복용하고 있는 실정이다. 무엇이 정신을 혼란스럽게 만들었나? 그것은 스트레스와 잘못된 음식이었다.

공황증, 우울증, 조울증, 분노조절 호르몬 부족, 자살 지향적인 마인드... 이러한 질병들의 출발은 모두 같다. 잘못된 음식들 때문이며, 여기에 스트레스가 합쳐지면 발병하게 된다.

그러면 그런 약들이 원인을 알고 처방되고, 근원적으로 정신병을 해결할 것인가? 이다. 모든 약은 신경을 차단하거나 호르몬들을 차단하거나 분비를 촉진하고자 할 뿐이다. 치료를 돕는 물질은 전무하다. 그런데도 환자는 마치 치료제를 복용하듯이 생각을 한다.

향정신성의약품들을 장기간 복용하면 대부분 자살 지향적으로 변하는 이유가 바로 신경을 차단, 또 차단하다 어느 시점이 되면 그 차단된 신경 물질들이 한꺼번에 터져서 그리되는 것이다.

너무도 위험한 약품들이다. 처방하는 의학도들도 참된 의학도가 없다는 것이 안타까움이다.

근원치료가 가능하다. 왜? 스트레스와 잘못된 식사가 원인임을 스스로 깨우친다면... 쉬워진다. 약물에 의존하면 안 된다. 그러면 대부분 온전한 환자가 되어 개인과 가정과 사회와 국가를 위험으로 몰고 갈 수 있다. 다시 말하지만, 약물 없이 치유가 가능한 것이 대부분이다.

의학이여~ 진실이여~

＊위장약

위장약들은 위장의 벽에서 위산이 분출되므로 알루미늄 겔이나 위산에 대항하는 성분들이 대부분이다. 그러한 이러한 약들은 위장 벽을 코팅하고는 결국 나중에 인체 내부로 흘러들 수 있다. 그리하면 나중에 인체에 심각한 악영향이 될 수 있다.

위장에 질병이 발병한 것은 혈액 속에 코르티솔이나 나쁜 물질들이 많아질 때와 간의 기능이 떨어졌을 때가 90% 이상이다. 이러한 메커니즘을 아는 의학도는 거의 없다. 그런고로, 위장병이 발병하면 간의 기능을 회복시키며 혈액을 맑게 해야 한다.

어떤 이들은 위장약이 나중에 치매나 뇌에 크게 악영향을 줄 수 있다고도 한다.

1) 위산분비억제제

2) 구충제(헬리코박터균 멸균)

3) 지사제(설사 멈춤)

4) 소화제 효소

＊감기약

전 세계에서 우리나라에서 유일한 약이라고 한다. 스테로이드계열이나 소염진통제나 또 다른 성분들이 포함된다 해도... 감기의 원인을 먼저 알아야 할 것이다. 그러나 현대의학이나 다른 의학 계통에서도 감기의 직접적인 원인을 밝힌 연구는 없다.

독감은 인플러스 바이러스라고 하나 완전한 작품은 아니다.

감기약을 복용하면 일주일쯤 가고, 약들을 복용치 않고 버티면 7일 간다는 말이 있다. 같은 말이다. 그러니 약을 복용하거나 복용치 않거나 같다는 말이다.

그러나 감기약에 처방된 약들의 부작용은 엄청나다. 그래서 전 세계 모든 나라는 감기약을 어린아이 7세 미만에게는 처방하지 말 것을 법으로 정하였다. 그러나 성인에게는 피해가 없을까?

엄청나다가 바로 드러나지 않았을 뿐이다. 나이가 들면 그러한 악영향들이 반드시 나타난다. 때가 언제인가? 그것이 문제일 뿐이다.

감기가 발병하면 쉬면서 면역력을 키워주는 모든 행위를 하면 감기를 쉽게 극복할 수 있다. 몸살도 마찬가지... 굳이 약물로 벗어나려는 조급하고 어리석은 이들도 많다.

＊암 약들

암 환자들이 많다. 검진만 하면 혹이 나온다. 운동이나 움직임이 부족하고, 잘못된 식생활, 스트레스가 과하게 되면 혹 덩어리가 생성되게 되어 있다.

암은 유전 7, 운동부족 10, 잘못된 식습관 30, 스트레스 40, 기타 및 환경 13...(%)란 조건이 충족되어야 한다. 그런데 암약들이 이러한 조건으로 오랜 시간에 걸쳐 발병한 혹들을 없앨 수는 없다. 없앨 수 있다 하더라도 인체는 더욱 망가질 것이다.

다시 말해 암을 일으키는 조건들을 스스로 제거해 주어야 한다.

암 덩어리를 칼과 방사선으로 잘라내거나, 태울 생각을 하지 말고 그대로 둔 채 90세까지 건강하게 친구하며 살아가는 방법들을 제시해 주어야 한다.

암에 쓰이는 약들은 위험의 정도가 극약으로 분류된다고 한다. 혹을 없애려다 그 목숨을 없애는 것이다. 어쩔 수 없이 수술은 하되 절대 항암치료를 해서는 안 되는 이유가 분명하며 양심 있는 의학도가 별로 없다는 것이 심각한 문제다.

의사라는 사람들에게 설문조사를 한 결과 모두가 현재 암 환자들에게 사용되고 있는 항암치료를 절대 거부한다고 한다. 왜냐하면 암 치료의 효용과 관계가 없고, 오히려 사람을 더욱 황폐하게 몰아가는 사실 때문일 것이다.

암을 그대로 둔 채 90세까지 건강하게 살 방법들이 있다고 주장한다. 혈액을 맑게 하고 몸속에 독소와 노폐물들만 제거해 주면…

＊소염진통제(스테로이드계)
염증이 많다는 것은 혈액이 탁하다는 것이다.

혈관 속에 나쁜 물질들이 많아 혈액의 파괴가 심각하여 죽은 혈액이 정화되지 않을 때와 림프구가 변질이 될 때, 또, 백혈구가 나쁜 물질들을 섬멸할 때 발생하는 불순물을 염증이라 한다. 염증이나 나쁜 물질들은 면역력을 담당하는 림프구, 백혈구, 매크로파지 등등이 왕성히 활동하게 해서 자연히 섬멸해야 한다. 그런데 의사들은 소염진통제 등의 화학적인 약을 계속 고집을 한다. 진통과 소염은 일시적으로 멈추게 할 수 있으나 오히려 그 약품들이 그 환자들을 더욱 나쁘게 할 수 있다.

분자 구조가 인체에서 분비되는 스트로이핵을 가진 것과 비슷하게 만들어 인체에 사용하려 하나, 너무도 위험하고 맞지 않는 것이다. 통증 완화와 염증이 일시적으로 가라앉는 듯하나, 그 후유증이 인체를 더욱 나쁘게 한다.

나는 임플란트를 하면서 마취가 풀렸을 때 소염진통제가 너무도 나쁨을 알고 여러 차례에서도 복용치 않았다. 한 번은 얼굴이 전체가 붓고 눈이 보이지 않는 날도 있었다. 그래도 양약의 부작용과 위험성 때문에 끝까지 복용치 않고 녹즙으로 버티어 내었다.

[스테로이드제는 약물로 쓰이는 스테로이드 호르몬 제제를 통틀어 일컫는 말이다. 부신피질호르몬제와 남성호르몬제, 여성호르몬제 등이 이에 속하나, 좁은 의미로 부신피질호르몬제만을 지칭하기도 한다. 스테로이드제는 체내 스테로이드에 의해 유지되고 있던 생체 시스템에 영향을 미치므로 전문가의 판단에 따라 사용하여야 하며 임의로 사용하거나 중단하지 않도록 주의해야 한다.

부신피질호르몬제는 항염증 효과 및 면역억제 효과를 가지는 약물로, 관련 수용체에 결합하여 약리작용을 나타낸다. 주로 프로스타글란딘의 전구물질인 아라키돈산의 생성을 막거나 백혈구 등 면역 관련 세포의 능력을 낮추어 염증을 빠르게 완화하고, 림프계의 활성을 감소시켜 면역반응을 억제한다]

[네이버 지식백과] 스테로이드제(약학용어 사전)

[전에 어머님은 허리 아프시거나 다리가 아프시면, 그러한 약을 처방받아 자주 드셨다. 드시면 곧 허리와 다리가 아프지 않으시다고 늘 그렇게 하셨다. 일을 많이 하시어 나쁜 혈액이 그리로 몰리고 근육이 놀라 그러한데 양약을 드시면 신통하게 얼마의 시간이 지나면 괜찮다는 것이다.

그것들이 모두 소염진통제이다. 다시 말해 신경을 차단한 것이다. 근육을 이완하는 역할을 한 것이다. 그 약물의 잉여분은 반드시 그 신체를 나쁜 쪽으로 또 몰고 가게 된다. 차곡차곡 약물이 몸에 퇴석되면 약의 가짓수와 농도가 짙어지는 것이다.

이것이 엄청난 인체에 테러가 된다는 사실을 의학계는 반드시 알려야 하는데 그렇지 않고 있다. 계속 진실을 덮고 진행되고 있다.

＊호르몬제

인체에는 너무도 많은 호르몬이 분비된다. 특히나 갱년기를 맞이하는 여성들은 호르몬제를 복용하는 이들이 많다고 한다. 혈액과 림프액이 맑으면 모든 호르몬들은 자연의 섭리에 맞게 분비되고, 소멸함을 나는 확신한다.

＊피임약

피임약을 자주 먹으면 실제로 결혼을 하면 불임이 될 가능성이 없지 않다. 또한 나중에 자궁암이나 유방암을 유발할 가능성이 없지 않다고 본다.

신혼부부나 젊은 여성이나 여러 여학생이 사용한다고 고백하고 있다. 이것을 복용하면 임신을 피할 수 있으나, 그 약도 다른 약들과 같이 인체에 너무도 해롭다. 그것이 또한 여성 질환을 유도하는 것인지도 모른다. 너무 안타깝다.

젊은 여성들과 여학생들이... 앞서도 서술했지만, 그러한 여성들이 나팔관이 막히고, 호르몬 교란이 일어나고, 생리가 불규칙해지고, 자궁이나 난소에 문제가 발병하는 경우가 많다고 본다.

피임약을 먹어선 안 된다.

질병이 발병한 것은 잘못된 식생활과 스트레스 때문이라면, 약을 먹으면 잘못된 식생활에서 왔던 모든 것을 제거할 수 있어야 하고, 스트레스를 없게 할 수 있는 약이라야 치료가 가능하다. 그 외에는 모두 임시방편, 결국엔 병을 일으키는 잘못된 음식(독)을 먹으며 약(독)을 복용하면, 이중으로 독배를 마시게 된다. 이리되면 어찌 인체와 멘탈이 버티어 낼 것인가~~

의학과 의술도 바뀌어야 한다. ~~

우리들의 생각과 행동도 바뀌어야 한다.

건강하고 똑똑한 아이를 얻으려면

　젊은 신혼부부들이 아이를 갖고자 해도 불임이 되는 경우가 빈번한 듯하다. 불임 클리닉을 하고 인공수정, 시험관 등을 통하여 어렵게 아이를 낳게 되는 경우도 많다.

　전에는 불임 부부들이 드물었고, 대부분 자식을 6~9명 정도를 두었다. 지금은 1명의 자식이라도 갖고 싶은데 되지 않는다.

　무엇이 문제인가? 그것은 잘못된 식생활과 스트레스, 환경, 운동부족 등등이 될 것이다.

　인스턴트식품이나 패스트푸드를 즐겨 먹고 컴퓨터에 앉아 일하며, 게임을 하고 있으면 임신이 될 수가 없다. 그런데 이것은 남편과 부인 모두에게 해당된다는 사실을 꼭 명심해야 한다.

　건강하고 똑똑한 아이를 얻으려면 예비신랑, 신부는 반드시 1~3년 전부터 정크푸드를 절대 삼가해야 하고 게임이나 오락을 멀리하며 산행을 자주해야 한다. 태어나서 자랄 때도 정크푸드를 먹지 않는다면 반드시 바르고 훌륭한 사람이 될 것이다.

　현대 남성들도 운동성이 부족한 정자를 가진 이들이 많다고 한다. 다시 말해 불임의 원인이 50:50이 된다. 정자 수가 5,000개 미만이면 자연 임신이 어렵다. 젊은 남성들의 정자 수가 1억 개 이상이 되어야 하는데, 1990년 이후로 20대 남성들의 평균 정자 수가 계속 줄어들고 있다고 한다. 영양의 과잉 섭취, 운동 부족, 잘못된 식생활, 스트레스, 환경...

의학적으로 나팔관이 막혔다. 난자가 잘 생성되지 않는다. 정자가 운동성이 없다. 이러한 현상들은 앞서 나열한 좋지 않은 조건들 때문에 나타나는 현상이다.

내가 불임 부부들을 여러 번 만나본 결과 신장의 기능이 떨어진 여성들도 임신이 어렵다는 것을 깨우쳤다.

나는 말한다.

신혼부부들은 거의 자연 임신이 가능하다고 본다. 약(70~80%)

그것도 어렵지 않다고 권한다. 올바른 식생활과 걷기 운동을 자주 하면 거의 자연 임신이 될 수 있다.

우유 및 유제품, 구운 육류, 밀가루로 된 음식, 튀긴 음식, 커피, 청량음료... 등등의 음식들을 끊고 올바른 식생활을 하면서 부부가 함께 장, 간을 청소해 볼 것을 권한다. 그리고 여성이 아랫배가 차가우면 다리에 사혈을 받아 볼 것도 권한다.

자연 임신은 병원의 방법보다 쉽고 확률도 높으며 부모와 아이 모두 전보다 더 건강해질 수 있다.

그리고, 남성이 담배를 즐기면, 여자아이가 태어날 확률이 높아진다.(70%) 여성의 성염색체는 XX며 남성의 성염색체는 XY다. 정자 중 Y염색체를 가진 건강한 정자가 자궁에서 난자(XX)를 만나야 XY의 염색체로 결합하여 남자아이가 태어나는데, 담배 때문에 Y 염색체가 활동성이 부족한 경우가 많다.

현대의학과 정부 관련 부처들은 자연 임신 방법들을 메뉴얼화해서 홍보하지 않고 있으며, 또 방법을 모르고 있는 듯하다.

▶2014년에 여 조카 둘이서 각각 아들을 순산하였다.

큰 누님댁 막내딸은 올해 나이가 34세인가? 그 친구는 결혼하고 줄곧 직장을 다녔다. 그런데 아침을 거의 거르거나 빵을 먹고 다니는 것이 다반사이었다. 그리고 결혼을 하고 난 뒤에 2~3년이 되어도 임신이 되지 않는다고 큰 누님의 고민이 많았다. 여러 방편을 해 보았지만 별 효험이 없었던 모양이었다. 그래서 우연히 내가 그 조카에게 다리에 사혈을 해 주었고 보약을 만들어 보냈다. 그리고 아침을 꼭 챙겨 먹고 출근하게 했으며 빵이며 라면, 피자... 등등 밀가루 음식을 일절 먹지 못하게 했다. 그랬더니 몇 개월이 지나 임신이 되었다고 누님이 좋아하셨다.

그리고 둘째 형님 큰 딸에게도 다리에 사혈을 해 주었다. 보약은 시어머니께서 해 놓으셨다기에 그냥 그걸 복용하게 했다. 그리고 얼마 있지 않아 임신이 되었다고 고마워했다.

두 여조카가 임신하고 아들을 순산하고 무럭무럭 잘 크고 있으니 기쁘며, 곰곰이 생각해 보거나 다른 불임 부부들에게도 나의 방법들이 좋은 결과가 있음에 많은 경험과 공부를 얻고 있다.

다리에 사혈과 음식을 바꾸었는 것도 불임에 커다란 영향이 있음을 새삼 느낀다.◀

술 만한 약은 없다.

술의 역사는 계산되지 않는 것이 정설이다. 그리고 술로 인하여 폐인이 되고 죽음을 맞고, 나라마저 망하게 하고 술로 인한 피해가 엄청나다. 현실에도 술병이나 술버릇이 고약하여 가족이며 주위에 피해가 되는 이들이 없지 않다.

마치 칼의 양면성과 같이 잘 사용하면 인간에게 아주 유용한 도구가 되고, 잘못 사용하면 흉기가 되어 사람을 상(傷)하게 하는 것과 같은 이치리라. 특히 술을 싫어하는 사람들은 나의 이야기가 무슨 생뚱 맞는 이야기냐고 할 수도 있다.

성공하는 사람과 그렇지 못한 사람과의 차이는 판단력과 절제력에 있지 않나 생각될 때도 있다. 즉, 술도 성공하는 사람들은 절제하여 유효 적절하게 마시는 것이다. 좋은 차는 비싸고 잘 달리는 차가 아니라, 안전하고 브레크가 잘 듣는 차라고 한다.

"백약(百藥)의 으뜸이다." 이런 말이 있다. 참으로 잘 된 말이요, 옳은 표현이라 생각한다.

그러면 술이 왜 백약의 으뜸이라고 말했는지 알아보자.

술을 적정량으로 애용하면 몸속에 있는 독소나 활성산소를 줄일 수 있으므로 명약이 되는 것이며, 술(알코올)은 혈관확장제다. 몸속에 나쁜 물질들을 몸 밖으로 배출할 수 있는 가장 효과적인 방법이 알코올이 될 것이다.

술이 천하의 명약이 되는 이유는 위와 같은 이유들 때문이다.

그러나 술을 먹으면 얼굴이 붉게 변하는 사람들은 술을 피하는 것이 좋다. 그러한 현상은 몸속에 알코올을 분해하는 효소가 없는 사람들이기 때문이다. 그리고 간의 기능이 약한 사람들이 대부분이다.

나는 간 기능이 몹시 약하여 소주를 한두 잔 마시면 얼굴이 금방 붉게 물든다. 그리고 더 먹으면 배도 붉게 변하고 숨도 가빠지기도 한다. 또 눈가엔 흰색의 분비물도 낀다. 그러나 나는 육류를 먹을 땐 꼭 술을 마시려 노력한다. 왜냐하면 육류를 먹을 때 술을 마셔야만 육류에 있는 나쁜 콜레스테롤이나 유해 성분들을 소변을 통하여 쉬이 배출할 수 있기 때문이다.

어떤 아주머니가 말했다. 자기는 절대 술을 마실 수 없다고... 술만 마시면 머리가 아프고 속이 울렁거리고, 숨이 가빠진다고...

나는 말한다. "육류를 먹으며 술을 마시지 않는 사람은 참으로 어리석은 사람들이라고!

할머니들이 다리가 아프고 어깨가 아프다고 호소를 하면, 나는 약보다는 술이 좋다고 적극적으로 권한다. 그리고 실질적으로 술을 마시면 웬만한 통증은 쉬이 없어지고 몸이 가벼워지며 소화가 잘되고 건강에 많은 도움이 된다. 그러나 빈속에 술을 마시면 안 된다. 내가 술을 권하는 방법은 저녁밥을 먹을 때 반주로 한 두 잔을 드시라는 것이다.

심부전을 앓고 있는 사람들이나 약간의 신장 질환이 있는 사람, 뇌졸중, 파킨슨병, 알츠하이머, 수족냉증... 등등의 질병에는 술만 한 약이 드물 것이다.

파킨슨병을 앓던 할머니를 단번에 코안의 사혈로 고쳤다. 그리고 재발을 방지하기 위하여 매일 저녁 식사 때 반주로 와인을 반 잔씩 드시라고 했다.

"무지하고 미련한 사람이 밥이나 육류를 좋아하고, 현명한 사람은 술을 유용하게 마신다."

성인병의 90% 이상은 원인이 '혈액순환장애'에 있다. 술은 혈액순환장애를 잘 해결할 수 있는 약이다. 그러므로 술이 백약(百藥)의 으뜸임을 거듭 강조하고 싶다.

약국에 가면 약이 즐비하게 진열되어 있다. 그러나 술을 능가할 수 있는 약은 거의 없다고 본다. 그리고 술을 능가하는 의사도 드물다고 본다.

백 세(百歲) 하는 노인들의 성별 비율을 알아보면 여성들이 남성들보다 훨씬 장수 비율이 높다. 그것은 남성들의 흡연과 지나친 음주도 있지만 움직임이 모자라기 때문이다. 할머니는 나이가 들어도 계속 집안일이며 움직임이 활발한데, 할아버지들은 뒷짐을 지고 움직임이 활발하지 않기 때문에 백세 노인 중 남성들의 비율이 떨어지는 것이며, 또 할머니들은 젊은 날에 생리적인 현상과 아이들을 낳으면서 그때 나쁜 노폐물들도 분출할 기회를 얻을 수 있었기 때문이리라.

할아버지들도 90세를 넘기는 노인들이 더러 계신다. 그분들의 특징은 술을 반주로 드신 분들이 많다. 10명의 90세를 넘긴 할아버지가 계신다면 그중 7~8명은 술을 반주로 드신 분들임을 추측할 수 있다.

술을 적당히 마시면 암 발병률도 상당히 떨어뜨릴 수 있다고 본다. 왜냐하면 암에 걸린 많은 사람이 오히려 술을 못 마시는 분들이 많았기 때문이다. 적어도 나의 손님들 중에는...

그러면 술을 많이 마시면, 그들은 간 기능이 급격히 떨어져 일찍 사망한다. 약 65세 후로... 그러나 모두 그런 것은 아니지만 나의 경험으로는 그러했다.

술을 많이 마시는 사람들은 암 발병률이 떨어지는 이유는 스트레스를 술로 날려버렸기 때문이다. 그러므로 술을 즐기는 사람들은 암 발병률이 떨어짐을 짐작할 수 있다. 그러나 술을 과하게 마시면 간이 녹아 일찍이 사망하게 됨을 잊으면 안 된다.

피부약이나 무좀에 쓰이는 양약들과 감기약... 등등을 복용할 때는 술을 피하라고 약사나 의사들이 이야기한다. 보약을 먹을 때 술을 마시면 몸의 세포에 닿기도 전에 알코올이 몸 밖으로 배출시켜 버린다. 그리고 양약을 복용할 때 술을 마시면 안 되는 이유는 대부분의 양약이 너무도 화학적이요, 강력해서 스스로 간이나 인체에 해를 미치는 것이 심한데, 여기에 다시 알코올을 더하면 인체 내에서 너무도 커다란 화학반응이 일어나 간과 각종 세포를 망가지게 할 위험이 크기 때문이다.

그래도 술만 한 약은 없다!

우리도 이제 술을 유용하게 마셔 100세 건강에 도움을 얻음세~

장수촌 이야기

이탈리아 서쪽에 있는 '세르데냐' 섬은 장수촌으로 유명하다고 한다. 다른 나라의 장수촌과 다른 점은 남성과 여성의 장수 비율이 같으며, 일본의 '오키나와' 같은 곳은 1:4.5, 미국의 1:5의 비율로 여성의 장수 비율이 높으며, 우리나라는 1:8로 월등히 여성의 장수 비율이 높다고 한다.

그러나 세르데냐 섬에는 남성과 여성의 장수비율이 1:1이라고 하니 흥미롭지 아니한가?

그곳의 남성들은 주로 목동 일을 하는데 100세 노인들도 하루 12km씩 걷는다고 한다. 그리고 나이가 많아도 혼자 사는 사람들이 없다고 한다.

그들의 주식은 보리를 발효시켜 구운 '디스토쿠' 란 빵이며 양젖, 양치즈, 올리브유, 토마토 및 포도주를 즐겨 먹는다고 한다. 여기서 주목할 내용은 아프리카의 이민자들이 들어와 노인들이 하던 목동 일을 대신케 했는데, 장수노인들이 확연히 줄었다는 것이다. 일본이나 다른 나라에서도 70세가 넘은 남성노인들이 일을 놓고 집에 머물고 많이 움직이지 않아 남성들이 여성들보다 단명(短命)하지 않나 생각할 때, 많이 걷고 많이 움직이는 것이 건강과 장수(長壽)에 절대적 영향이 있음을 명심해야 할 것이다.

인터넷에 올려 져 있는 세계의 장수촌에 대한 글을 살펴보면, 세계의 대표적인 장수촌으로는 그동안 코카서스, 훈자, 빌카밤바 등을 3대 장수촌으로 꼽아 왔다. 이들 장수촌의 특징 중의 하나는 무엇보다 뛰어난 환경을 꼽고 있다.

이곳 장수자들은 한결같이 해발 1천2백~1천5백 미터의 산악지대나 고원 분지에서 맑고 건조한 공기를 마시면서 풍부한 태양광선과 더불어 자연스러운 생활리듬을 지켜나가고 있다.

장수촌에 살고 있는 1백세 이상의 초장수사들은 거의 모두가 농업에 종사하고 있고 곡류와 채소를 중심으로 하는 검소한 식생활을 엄격하게 지켜나가고 있다. 이것은 육식하는 유목민이나 다른 사람 중에서 1백세 장수자들을 찾아볼 수 없는 것과 매우 대조적이다.

이들 초장수자들의 또다른 하나의 공통 특징은 여러 세대가 함께 대가족을 이루면서 생활하고 있다는 점이다. 이들은 농업을 비롯한 협동 작업에서 언제나 명령이나 지시를 내리는 가장의 자리를 확보하면서 가족이나 마을 사람들의 존경을 받고 건전한 정신생활을 누릴 수 있다고 한다.

1백세 장수자 중에는 자기의 출생지를 벗어나지 않고 일생을 마치는 사람들이 대부분이다. 이들의 수명은 이른바 '생태학적 생명연쇄' 라는 테두리 안에서 유지되고 있어, 신체-음식-토양 일치의 원칙이 장수의 비결로 보는 사람도 있다.

인터넷 검색창에서

세계의 장수촌은 위에서 소개하지 않은 여러 곳에서도 분포해 있는 모양이다. 그들의 환경이 각각 다르고, 먹는 음식도 다르며, 물도 다르고, 여러 가지 다른 점이 있지만 몇 가지 공통점이 있고, 나의 개인적인 견해는 소식과 곡류와 과일 및 채소류를 즐긴다는 것 또, 성격이 모두 원만하고, 밝고, 낙천적이고, 긍정적이라는 점 그리고, 가장 중요하게 생각되는 것은 모두가 하나같이 많이 움직이는 것을 강조하고 싶다.

나이가 70세가 되든 100세가 되든 누가 시키지도 않는데 밭으로 가서 일하고 때로는 목동 일을 하며 끝없이 움직이는 그것에 장수의 비결이 있다고 주장하고 싶다.

우리는 움직임이 줄고 있다. 차를 타고 이동하고 또 다른 운동기계를 이용하여 이동한다.

먹거리는 가공이 많이 된 것을 섭취하고 육류며, 유제품, 튀기고, 볶은 그 외 인스턴트식품… 이러한 음식들이 장수의 비결을 떠나 질병과 단명으로 연결되기에 건강 관리를 스스로 잘 해야 할 것이다.

장수의 비결은, 음식을 정갈하게 먹고 끝없이 움직(운동)이는 것에 있다고 말하고 싶다.

왜, 영양제를 챙겨 먹지?

영양제를 왜 챙겨 먹을까?

전에는 그러지 않았는데 몸이 개운하지 않고, 아침에 일어나기가 힘들고, 기억력이 떨어지고, 컨디션이 떨어지고, 잔병치레를 자주 하고, 치아와 잇몸이 상하고, 피부에 트러블이 생기고, 무릎이 아프고, 눈이 침침해지고, 생리트러블이나 호르몬에도 이상 기류가 있고, 갖가지 이유들이 어느 날부터 출연하기 때문이다.

영양의 결핍과 건강에 이상 신호를 보내는 것은 무엇 때문일까?

그것은 인체 내에 노폐물과 독소들이 쌓이어 있고 또, 혈액과 림프액이 온전히 깨끗하지 않기 때문이다. 세기의 모든 의료진들이 모르고 있는 사실은 간 내에 노폐물들이 퇴적되어, 젊은 날처럼 영양분을 흡수할 능력과 합성할 능력이 떨어졌기 때문임을 모르고 있는 듯하다. 또한 혈관에 노폐물들이 많아 영양분이 세포문을 열고 공급되지 못하기 때문이며, 영양분을 가공하는 공장인 간 내에 노폐물들이 많기 때문이다. 또 신장에도 노폐물들이 있을 가능성이 높고 이로 인하여, 혈액과 림프액이 탁해지니 몸에 여기저기에서

트러블이나 이상 신호를 보내는 것이다.

몸속에 나쁜 물질들이 퇴적되어 서서히 인체를 습격하는 하는 것이다. 인체에 퇴적된 독소와 노폐물들이 혈액과 림프액을 탁하게 하며 이상한 증상들을 일으키며 황색 경고등을 보내는 것이다.

비타민C, 오메가 제품, 크릴새우, 루테인, 콜라겐 제품, 종합영양제, 코큐텐, 유황제품, 보약, 붕어액기스, 개소주, 홍삼, 미숫가루, 다단계 회사의 엄청난 제품들... 이러한 제품들이 과연 인체에 오롯이 건강을 회복시켜 줄 것인가?

약간의 도움이 되지만, 득(得)보다는 실(失)이 많다고 본다. 위와 같은 영양제나 건강보조식품들이 필요한 이유는, 앞서 설명하였듯이 인체에 노폐물과 독소들이 많고 혈액과 림프액이 탁하기 때문이다.

몸속에 독소와 노폐물들이 쌓여 있는데 그 위에 좋은 영양제를 복용하면 그것들이 독소와 노폐물들도 더욱 확대시키는 역할도 할 것이다.

전 세계 100세 전후로 초장수를 하시는 분들에게 그러한 영양제를 복용하였는지 인터뷰를 하게 되면 그런 제품을 구경도 못 해본 분들이 대부분이리라.

좋은 영양제와 건강보조식품이 인체가 필요한 적정한 양(量)은 신(神)이나, 의사나, 자기 자신도 모른다. 오직 몸속의 유기체들만이 판단할 뿐이다.

예를 들어, 비타민C 500ml를 복용했다고 하자 그중에 450ml는 인체가 흡수하고 나머지 50ml는 인체를 유영하다 결국엔 신장을 통하여 몸 밖으로 배출을 시켜야 한다.

인간이 만든 화학적인 것은 인체에 축적하지 못한다. 만약에 축적을 하게 되면 인체는 곧바로 이상 반응을 나타내며 무너져 버린다. 완전히 흡수되지 못한 영양분이 몸속을 빠져나올 때 신장에 엄청난 테러를 가한다. 이것이 영양분을 흡수하여 얻은 것보다 악영향을 주고 또, 인간 수명을 관장하는 텔로미어를 단축시킬 수 있다고 본다.

영양제를 복용하여 얻은 것도 있지만 생명을 더 빨리 단축시킬 수도 있다고 추측한다.

혈액과 림프액이 탁하고 몸속에 독소와 노폐물들이 축적되어 컨디션이 떨어지고 각종 질병들이 발병하는 주원인을 방치해 두고, 크릴새우, 콜라겐, 루테인, 오메가, 종합영양제를 복용... 너무도 어리석은 일이 아닐까?

앞서 서술하였지만, 건강하고 100세 전후로 초장수를 하시는 분들은 그러한 영양제를 선호하지 않는 것으로 안다.

생명 유지의 3대 요소는 호흡, 음식, 배설이다. 세 가지가 모두 중요하지만, 음식은 스스로 결정하여 먹을 수 있다.

인스턴트식품이나 패스트푸드 같은 정크푸드를 즐겨 먹고 질병이 발병하지 않는 것이 이상하지 않는가! 몸속에 나쁜 물질들이 축적되어 컨디션이 떨어지고 바이오 리듬이 깨어지고 있는데 영양제를 복용하고 있는 안타까운 이들이 너무 많다.

어떤 영양제를 복용하기 전에 먼저 몸속을 청소해 주고, 사혈을 받아 혈액과 림프액을 맑게 하면서 올바른 식생활과 걷기 운동을 하는 것이 건강과 무병장수(無病長壽)로 가는 바람직한 방법일 것이다.

영양제라면 잡곡밥, 풀잎이나 채소나 과일, 해조류, 삶은 육류 등을 오래오래 꼭꼭 씹어 드실 것을 권하며 걷기 운동과 구르기 운동을 자주 하시길 권한다.

영양제나 약들의 유혹에서 벗어나 진정한 건강인이 되시길...

반드시 신장도 청소를 해야 한다!

콩팥은 아래쪽 배의 등 쪽에 쌍으로 위치하며 노폐물을 배설하고 산염기 빛 전해질 대사 등 체내 항상성을 유지하는 기능을 하는 중요한 장기중 하나이다. 양쪽 콩팥의 총 무게는 전체 체중의 약 0.4%에 지나지 않지만 콩팥의 기능이 심하게 저하되거나 소실되면 생명을 유지하기 어렵다. 생명의 유지에 매우 중요한 생리적 기능을 수행하기 때문에 총 심박출량의 20~25%가 콩팥으로 흘러들어 간다. 콩팥의 기능을 담당하는 단위 구조로서 네프론이 있으며 이는 소변을 생산하는 데 있어 기본 단위가 된다.

정상인에서 하루에 콩팥에서 여과되는 혈액량은 무려 180L에 이르지만 대부분은 재흡수되고 실제로 배설되는 소변량은 1~2L에 불과하다. 이는 인체에서 필요한 수분과 영양분들은 재흡수가 되고 더 배설이 필요한 물질은 분비가 되어 최종적으로 소변이 만들어지기 때문이다.

콩팥의 기능에는 첫째, 대사 산물 및 노폐물을 걸러서 소변으로 배출하는 배설 기능, 둘째로 체내 수분량과 전해질, 산성도 등을 좁은 범위 안에서 일정하게 유지하는 생체 항상성 유지 기능, 셋째로 혈압 유지, 빈혈 교정 및 칼슘과 인 대사에 중요한 여러 가지 호르몬을 생산하고 활성화시키는 내분비 기능으로 요약할 수 있다.

[네이버 지식백과] 콩팥 [kidney](서울대학교병원 신체기관정보)

*신장 질환이 의심되면 다음 사항을 체크해 보세요.

1) 고혈압이 있거나 저혈압이 있다.

2) 몸이 자주 붓는다.

3) 기억력이 몹시 떨어진다.

4) 소변에 거품이 많고 누런 단백뇨가 많다.

5) 옆구리와 요통이 자주 있다.

6) 통풍이나 관절염이 있다.

7) 밤에 소변을 자주 본다.

8) 귀에 이명이 있다.

9) 입맛이 없고 구토가 나고 몸이 가렵다.

신장이 나빠지는 원인 중 가장 첫째는 잘못된 식생활과 운동 부족 때문이고, 둘째는 양약이나 영양제, 비타민제, 같은 인간이 만든 합성화학약품들 때문이라. 셋째, 스트레스도 크게 한몫을 한다.

신장을 구할려면, 첫째, 인스턴트식품, 패스트푸드같은 정크푸드를 삼가해야 할 것이다. 둘째, 튀긴 음식을 절대 먹지 말아야 한다. 셋째, 구운 육류도 되도록 피하고 육류를 먹을 땐 삶은 것으로 드실 것을 권한다. 넷째, 우유 및 유제품도 피할 것을 권한다.

현대의학과 그 외 다른 의학들도 신장의 기능을 회복시키는 것은 거의 없다. 그래도 약들이 판매되곤 하는데 신장의 세포들을 근원적으로 회복시키는 것과는 거리가 멀다.

그러나 신장도 청소할 수 있다. 신장을 청소하면 현대의학을 뛰어넘는 효력이 있을 뿐 아니라, 강점은 인체에 해가 없다는 것이다. 여러 풀잎과 약초들을 혼합하여 만들었다.

신장을 청소하면 머리가 맑아질 것이다. 고혈압과 당뇨병에도 도움이 될 것이다. 심장의 기능도 좋아질 것이며, 그리고 몸이 가벼워질 것이다. 또한 뇌의 기억력조차 좋아지길 기대한다.

류미티스 관절염이 발병해도 여러 차례 신장을 청소해야 한다고 주장한다. 그리고 피부트러블, 눈병, 귀에 문제가 있어도 신장을 청소하는 것이 우선이라고 말하고 싶다.

현대의 산업구조는 대부분이 앉아서 일하는 좌업문화다. 장시간 앉아서 일하면 신장의 기능이 떨어지고, 신장의 기능이 떨어진 사람들은 되도록 서서 일을 해야 한다.

신장의 기능이 떨어지면, 현대 의학은 약물 요법과 방사선, 수술, 혈액투석, 신장이식수술... 등등이 있지만, 그것은 신장의 기능을 회복시키기보다 상태를 봉합 완화시키려는 의학의 애끓는 노력이지만, 정작 환자의 고통과 질병은 점점 악화 일로로 진입하게 된다. 신장의 기능이 떨어지면 한 사람의 삶이 나락으로 떨어지게 된다.

특히나 비타민이나 아스피린, 감기약, 혈압약을 비롯한 어떠한 양약일지라도 신장에 악영향을 주지 않는 것은 없다. 그래서 나는 비타민C라도 절대 복용치 말 것을 주장한다.

인체에 필요한 양만큼 사용하면 잔여량은 반드시 신장을 통하여 인체 밖으로 버려야 한다. 예를 들어 배출되지 않고 세포나 혈액 속에 남아 있다고 하면 더 큰 위험에 처하게 된다. 그것을 우리는 합병증이라 치부하지만 '약물중독증'이다. 신장을 통하여 몸 밖으로 버려질 때 신장에 엄청난 테러를 가하게 되는 것이다.

신장은 노화된 혈액과 림프액 독소물질들을 정화시키는 일도 때로는 힘겨운 일이 될 수 있다. 우리가 매일 밥을 먹거나 출근을 하거나 일상의 일들도 때로는 힘들 때가 있는 것처럼, 인간이 만든 합성화학물질의 독성을 쉼 없이 걸러내야 하는 과정이란, 신장이 망가지고 몸을 망치는 행위가 아니고 무엇이겠나!!!

신장을 청소할 때 맥주를 곁들이면 도움이 된다.

도수가 높은 술이 아니라, 특히 맥주가 제격이다. 왜? 술이 필요한가 하면 술(알코올)은 혈관을 확장해주기 때문이다. 그리고 혈액의 흐름을 빠르게 하기 때문이다. 특히나 맥주는 장이 약한 사람들에게 냉한 음료에 속하여 대소변을 원활하게 하는 데 도움이 된다.

치매나 건망증도 신장의 기능이 원활하지 않고 노폐물들이 뇌의 세포에 끼여 '베타아밀로이드'란 물질을 만들지 않나 추측해 보면 더욱 신장의 기능이 중요해진다. 그리고 허리의 요통도 디스크가 아니면 대부분 신장의 기능이 떨어져 나타난다. 성호르몬이나 각종 호르몬의 생성에도 신장의 기능이 매우 중요한 역할을 하며, 면역력, 신장의 기능도 신장의 기능이 좋아야 함을 잊으면 안 된다.

마음을 비우고 장, 간을 청소하고 또, 신장을 청소하고 올바른 음식을 섭취하면서 운동을 하면 인체는 늙음을 잊고 오래오래 건강하리라 생각해 본다.

신장이 튼튼해야 100세까지 가벼이 갈 수 있다.

건강이 넘칠 때 신장도 반드시 청소해야 할 때이다!!

충치(蟲齒)와 풍치(風齒)

전에 나는 게임을 즐겨 밤샘을 여러 차례 한 적이 있다. 게임에 져 화가 나고 분노조절호르몬 마저 상실해 갔다. 그때 치아가 망가지기 시작하더니 줄줄이 뽑혀져 나갔다.

그전에는 술과 담배, 강연을 연속 강의하면 또 치아를 잃었다. 치아(이빨)를 다 잃고 치아를 어떻게 보존해야 하는지 깨우치게 되었다.

치조골의 염증이나 암에 좋은 것은 역시 풀잎이다. 이만큼 위대한 것은 세상에 없으리.

산속의 동물들은 왜? 충치와 풍치가 없는가?

노루나 멧돼지, 호랑이, 늑대, 너구리, 토끼... 그들은 매일 양치질을 하지 않아도 풍치와 충치가 왜, 없는 걸까? 그들의 이빨은 특수하게 되어 있는가? 그렇지 않다.

그들도 나이가 들고 죽음이 임박해지면 이빨이 빠지곤 한다. 그러나 그들이 죽음이 임박해질 때까지 이빨이 건강한 것은 자연적인 음식을 먹기 때문이며, 패스트푸드, 인스턴트식품 같은 정크푸드를 먹지 않기 때문이요, 쉽게 잊을 수 있는 뇌의 기능 즉, 스트레스에서 쉽게 벗어날 수 있기 때문이다.

욕심이나 화, 그리고 오랫동안의 집중력... 등등이 혈액을 탁하게 하며 혈액 속에 활성산소나 코르티솔, 일산화질소... 등등과 같이 나쁜 물질들이 많으면 치조골에 염증이 발병하고 풍치가 오거나 충치가 와서 치아가 하나둘씩 망가져 간다.

단것을 자주 먹으면 이빨에 금방 충치가 생긴다. 스트레스를 자주 받으면 풍치가 생긴다. 좋지 않은 음식을 자주 먹으면 젊은 날에도 치아가 망가신다.

흔히들 말한다. 병원 중에서 치과 병원이 돈벌이가 제일 잘 된다고... 맞는 말이다.

패스트푸드, 인스턴트식품 같은 정크푸드를 즐겨 먹고 게임을 하면 젊은 날에 치아를 잃기 시작한다. 더군다나 담배까지 함께 피우면 더욱 빨리 치아를 잃게 된다. 담배는 치아와 치주염에 치명적인 악영향이 됨을 잊으면 안 된다.

혈액이 맑고, 건강하면 치아는 죽음이 올 때까지 거의 그대로 갈 수 있다. 이빨(치아) 역시 잘못된 식생활과 스트레스 때문임을 깨우쳐 보시라~~

[시골 동네 친구 모친은 연세가 2013년에 88세가 되셨다. 그때 우연히 노인 양반의 치아가 깨끗하여 물었더니 모두가 당신의 치아라 인공적으로 한 것이 하나도 없다고 하셨다. 특별히 산골에서 치과병원에 다닌 적도 없으시다고 했다. 그 할머니는 성격이 다른 분

들보다 좀 낙천적이시고 담배는 처음부터 하지 않으셨다고 했다. 치약으로는 소금을 손으로 문지르는 것이 전부이셨다. 좋은 성격과 매일 농사일을 하신 그 부지런함이 치아와 각종 질병을 예방할 수 있었던 원동력이리라]

【세상에서 가장 흔한 질병은 감기이고 두 번째로 흔한 질병은 충치다. 그러나 충치는 다른 만성 질병인 암, 심장질환, 신부전증, 고혈압, 당뇨병 등과 같이 오늘날에는 흔한 질병이지만 과거에는 거의 존재하지 않았던 질병이었다. 전 세계에서 발견되는 100년 이전의 유골에서는 충치가 발견되지 않는다. 다른 모든 만성 질병과 같이 충치도 서구 문명의 산물이다. 전통문화를 따르며 사는 사람들이나 동물들에게서는 충치가 발견되지 않는다. 그러나 충격적인 사실은 최근 애완동물에서도 충치가 심각하게 발생한다는 것이다. 사료 등 가공식품과 의약품을 통해 합성화학물질이 과도하게 동물의 몸으로 들어가면서 면역체계가 무너졌기 때문이다. 애완동물의 사료는 인간이 먹는 식품의 찌꺼기와 폐기물, 즉 유통기한이 지나 회수된 식품 부패해 반품된 식품 또는 죽은 동물의 사체로 만들어진다. 여기에 각종 합성화학물질을 첨가해 냄새와 색, 악취를 없애고 사료로 태어나는 것이다. 동물사료에는 식품에는 사용할 수 없는 에톡시킨, BHT 같은 방부제, 펜토바비탈나트륨 같은 안락사용 독극물 등이 들어있다.

20세기 초 아프리카 원주민과 함께 생활했던 알버트 슈바이처 박사나 세계 각 지역 원주민들의 질병을 연구했던 캐나다의 치과의사

웨스턴 프라이스 등이 전하는 말에 의하면 천연의 음식을 섭취하고 의약품과 가공식품을 모르는 원주민들에게는 암, 심장질환, 당뇨병, 고혈압, 신부전증 등의 질병뿐만 아니라, 충치도 전혀 나타나지 않는다고 한다. 원주민들은 치약, 가글제 등을 전혀 사용하지 않고 약과 가공식품을 먹지 않기 때문에 노인이 되어서도 32개의 하얗고 튼튼한 치아를 그대로 유지 한다고 한다. 캐나다의 탐험가 빌할무르 스테파손은 1906년에 알래스카 에스키모 주민의 유골 100개를 뉴욕으로 옮겨 두개골을 정밀 검사한 결과 흔적은 단 한 개도 없었다."고 기록했다. 그러나 100년이 지난 현재 에스키모인들의 상당수는 이를 모두 잃었다. 미국 조지아주 해안가에서 출토된 1,000년 이상 된 유골에도 충치는 전혀 없었다.】

– 중략 –

[출처] 책, 「의사를 믿지 말아야 할 72가지 이유」 중에서

치아를 오래동안 잘 간직하고 사용하려면, 첫째가 정크푸드를 먹지 말아야 한다. 둘째, 스트레스를 잘 관리해야 한다. 셋째, 걷는 운동을 많이 해야 한다. 넷째, 몸속을 정기적으로 청소하고 풀잎을 잘 먹어야 한다.

의학의 근본과 대체의학이란?

의학의 근본에 대하여 학문적으로 정의해 둔 게 있는 모양이다. 그런 체계화된 이론보다 더 확실한 정의는 얼마 전에 유행하던 말이 더 가슴에 와 닿는다.

99, 88, 123... 구십 구세까지 팔팔하게 살다, 하루 이틀 정리를 하고 하늘나라로 간다. 이말 속에 모든 의학의 개념이 농축된 듯하다.

무엇이 정통(正統)의학이요, 전통(傳統)의학인가~ 태초로부터 면면히 전해오는 전통의학이요, 정통의학은 무엇인가?

한의학이 전통의학이요, 정통의학의 맥을 이어오다 현대의학에 자리를 빼앗긴 지 오래다. 그러나 현대의학도 한계를 드러내면서 통합의학으로 발전하고 있다.

태초로부터 면면히 이어오던 전통의학은 어떤 것일까?

그것은 굶고, 설사하고,토하고, 땀을 나게 하는 것이라고 나는 배웠고 믿고 있다. 이것이 의학의 근본이요, 출발점이라 본다. 이것을 의학의 4 병법이라 한다.

【의학이란? 인간을 질병으로부터 구하고 건강법을 모색하는 학문, 의학은 인류의 역사와 더불어 경험 의료로서 존재해 왔으며 일반과학이 진보함에 따라서 독자성을 지닌 과학으로 발전하여 인체에 관한 연구와 질병의 예방 및 치료를 연구하는 학문이라고 정의된다. 의학에 대한 개념은 점차로 변화하여 현대에서는 인간을 생리적, 심리적, 사회적으로 적극성을 띠게 하고, 될 수 있는 한 쾌적한 상태를 유지하는 연구를 하는 학문으로 해석되기도 한다. 다시 말하면, 기능적, 사회적 개념에서 의학이 정의되고 있다.

세계 보건기구(WHO)에서는 건강을 정의하여 단순히 질병이 없거나 허약하지 않다는 것뿐만 아니라, 신체적, 정신적, 사회적 안녕의 완전한 상태라고 하고 있는데, 의학이란 결국 건강을 유지하고 향상하는 것을 목적으로 하는 과학이고 보면, 이 정의를 통해서도 의학의 개념이 변천해 가고 있음을 알 수 있다.】

인터넷 검색창에서

의학의 근본이요. 전통(傳統)의학, 정통(正統)의학은 모두가 변질이 되었다. 세월이 흐르면서 발전하고 새로운 의술이 개발되면서 많은 영역으로 넓혀졌다.

1,800년 대 까지 유럽은 기존의 의학이 유지되었는데, 현미경의 발견과 더불어 눈으로 볼 수 없었던 바이러스(세균)를 보게 되므로 새로운 의학으로 바뀌는 계기가 되었다.

고전 유럽의 의학은 '사혈'이 대세이었다고 본다. 유럽은 지금도 사혈을 신봉하고 있다고 한다. 그리고 유럽은 아직도 전통적으로 내려오던 민간요법을 중요 치료법으로 활용하고 동종요법 등을 선호하고 있으며, 미국과 한국, 일본... 등이 현대의학에 크게 의존하고 있는 실태이다. 유럽 의학이 미국이나 일본 한국 의학보다 더 실용적이고 유효하지 않을까? 생각해 본다.

우리는 무작정 수술과 화학적인 약들을 복용하지만, 유럽인들은 수술은 최대한 자제하고 오래전부터 면면히 이어오는 전통의학을 중시하고 있다. 유럽 의학이 장점들이 많고 치료의 근본에 충실하고 있는 듯하다. 이제 미국도 면역력을 강화하는 요법으로 선회하고 있다.

의학과 의술과 의료기계가 첨단으로 발전했다고 한다. 그런데 흥미로운 것은 인체의 내부를 특수 카메라로 훤히 들여다보며 의술을 펼치는데도, 질병을 완벽히 치료하는 사례는 없다는 것이다. 수술은 잘했지만, 질병의 근원 치료는 거의 없다는 것이다. 의학이 발전했다는데, 질병이 더 고도화 지능적으로 변한 것인가?

인간에게 발병하는 167,000여 종류의 질병 중에서 인간이 정복한 것이 단 한 가지도 없다는 현실을 우리는 어떻게 받아들여야 하는가?

[병을 고치려면 먼저 환자의 마음을 다스린 뒤에 병자로 하여금 마음속의 동요를 없애 주어야 한다. 오직 사람의 병만 다스리고 마음을 다스릴 줄 모르는 것은 근본을 버리고 끝을 쫓는 것이다.]

먼 옛날에는 지금과 같이 정의되거나 이론화된 의학의 개념은 없었다. 그러나 그때도 질병에 대처하는 방법들이 분명히 있었을 것이다. 그것이 의학의 근본이고 의학의 출발점이라 할 수 있을 것이다. 의학이라고 정의하기에 적합할지 모르지만, 의학의 출발은 자연 그대로 태어나면서 우리가 스스로 삶을 영위하고 몸을 스스로 지키기 위한 본능적인 것들이 의학의 근본이라 생각한다.

우리도 먼 태초에는 산속의 동물들처럼 옷을 입지 아니했고 자기 몸의 보호나 질병 치료 역시 자연적인 방법에 원초적인 방법을 사용했을 것이다. 인간 본능에 의한 몸을 보호하는 방법, 인체 내부에서 자연적으로 형성되는 방어 시스템... 그것은 토하고, 설사하는 것이라고 정의하고 싶다. 그것이 의학의 시작이요, 근본이라고 말하고 싶다.

나는 오래전 어떤 분의 강연에서 의학의 근본은 굶고, 토하고, 설사케 하고, 땀을 나게 하는 것이라고 말씀하시는 던 그것이 세월이 흘러 지금 생각해보니 그 이론이 훌륭하다는 생각이 새삼 든다.

굶고, 토하고, 설사하고, 땀을 나게 하는 것.. 이것이 의학의 4 병법이요, 의학의 근본이라 본다.

그 외에는 모두가 대체하는 요법인데, 사람들은 약초를 쓰고, 침, 뜸... 등등을 사용하는 자연 치료사들을 대체의학 하는 사람, 민간요법이라 부르며 곱지 않은 시선으로 본다. 사람들이 의학의 근본을 모르고 있다.

유럽은 라이센스를 중요치 않으며 법원의 판결에서도 "잘 고치는 사람이 명의다" 이것이 전부라고 한다. 우리는 자격증이 있느냐만 보고 있다.

많은 사람들이 몸이 아프면 어떤 병원을 가야 하는지 잘 알고 있다. 그러나 가서 치료의 완치를 보지 못한다. 치료의 완치는 본인만이 할 수 있다. 치료를 도와주는 사람을 의사라 부른다.

　잘 먹고, 잘 자고, 잘 배출하고, 잘 행동할 수 있으면 된다.

　나는 의학의 근본이란? 의학이 불필요한 세상을 만드는 것이 의학의 최종 목적지라 본다.

　의학에 의존하지 않고도 백 세를 건강하게 살다 건강한 죽음을 맞이할 수 있게 하는 것이 의학이 추구해야 할 목적지다.

　의학의 근본은 마음을 다스리고, 굶고, 토하고, 설사하고, 땀을 나게 하는 것임을 다시 한 번 강조한다.

똥을 보면 그 사람의 건강이 보인다.

어떤 일본인이 "얼굴을 보면 그 사람의 건강이 보인다." 이런 제목의 책을 쓰신 분이 있다. 그분은 사람의 얼굴을 보고 어떤 질병이나 장기가 나쁘다고 연구한 분이다. 상당히 일리가 있는 부분도 많다. 그러나 너무 맹신하기엔 좀 그러하며 특히나 치료에서는 아주 부족하다.

의학도(醫學徒) 중에는 사람의 똥과 동물들의 똥을 연구하여 질병을 알아내고 또 질병 치료에 도움이 되고자 연구하는 분들도 있다고 한다. 그러나 지금은 피 한 방울로도 많은 질병과 암 부위도 찾아내고 있기 때문에 그러한 연구가 쇠퇴해 가고 있는 실정이다. 그리고 김현정 의사가 쓴 「의사는 수술받지 않는다.」 책의 33P에는 이러한 내용이 나온다.

[의료 기술과 장비의 발달도 한 가지 원인을 제공했다. 예전 같으면 몸에 지니고 있으면서 평생 모르고 지나가 천수를 누리다 죽었을 것을, 첨단 검사법이 온갖 시시한 병들까지 샅샅이 밝혀내는 바람에 졸지에 수술 받는 중환자가 되어 버린다. 굳이 아는 게 좋은

것만은 아니다.]

똥 이야기를 하지 않고 엉뚱한 이야기를 늘어놓은 듯하다.

먼저 사람의 똥은 어떠해야 하는지 알아보자.

첫째, 똥은 설날 떡가래같이 굵기가 일정하고 무르지도 않고 딱딱하지도 않아야 할 것이다.

둘째, 똥은 냄새가 구수해야 할 것이다.

셋째, 똥은 색깔이 황금색이어야 좋다.

넷째, 똥은 적당한 시간에 시원하게 내보내야 한다.

위와 같은 똥을 매일 아침 보시는 분들은 의학이니 의술이니 그러한 것들은 불필요한 이야기가 될 것이다.

나는 말한다.

의술과 약과 의사는 환자의 똥을 좋게 하려고 존재 한다고 말하고 싶다. 몸이 정상이면 똥이 건강한 모양과 색깔을 지니기 때문이다.

위에서 나열한 것 중에 첫째에 해당하는 부분을 좀 더 구체적으로 설명하면, 건강한 사람들의 똥은 굵기가 일정하고 또 묽기나 딱딱함이 아니라 설날 떡가래처럼 그렇게 모양과 무르기가 비슷하다는 뜻이다. 가령 장(腸)이 나쁘거나 몸이 건강치 않으면 똥이 묽게 나오며 설사를 자주 할 것이다. 그 사람은 장트러블이 잦고 몸이 메마르고, 성격도 예민하고 짜증을 잘 낼 수 있다. 특히나 변이 잘 나오지 않고 혈변이 나오면 반드시 대장 검사를 해 봐야 할 것이다.

설날 떡가래처럼 변을 잘 보기 위해서는 우선 움직임이 많아야 하며, 아울러 먹거리를 올바르게 먹어야만 가능하다.

둘째, 똥은 냄새가 구수해야 한다.

변의 냄새가 구수하다는 것은 어느 정도 과장의 표현인지 모르나 올바른 음식이 소화가 잘되어 몸 밖으로 배출될 때, 구수한 냄새가 아닐지 모르지만 그렇게 역겨운 냄새가 아님을 말하고 싶다. 물론 무우를 많이 먹거나 육류만 많이 먹어도 변의 냄새는 유독 악취가 많이 난다는 것을 알 수 있다.

간경화나 간암, 그리고 질병을 앓고 있는 사람들의 변 냄새는 아주 고약하나. 특히나 간 기능이 나쁜 사람들은 방귀 냄새조차도 그렇게 악취가 심하게 난다.

셋째, 똥은 황금색이어야 한다.

똥의 색깔이 좋아야 한다. 황금색은 아니라 하더라도 검은색이나 흰색은 되지 않아야 할 것이다. 변이 검다는 것은 속이 탄 상태라고 봐야 할 것이다. 이것을 좀 더 구체적으로 설명하면, 음식물이 위장에서 충분히 유화되어 십이지장으로 흘러들면 간에서 담즙이 분비되고 췌장에서는 인슐린과 여러 호르몬이 분비된다.

그런데 음식물이 위장에서 십이지장으로 흘러들 때 이때는 음식물 속에 많은 위산이 포함되어 있다. pH 1도 가까이 되는 강력한 산성의 성분이 많아 살을 태울 정도로 산도가 높은데, 십이지장에서는 이것을 완충하기 위하여 벽에서는 물(액체)가 나온다. 당연히 알칼리성이다. 이것이 융화되어야 하는 데 간이 나쁘거나 몸에 질병이 있으면 십이지장에서 호르몬이 잘 분비되지 않고 담즙(쓸개

물)이 약하고 또, 췌장에서 각종 소화 호르몬들이 약하게 분비되기 때문에 강한 산성을 융화시키지 못해 똥이 검은색으로 변하는 것이다.

특히나 똥이 황금색이 되는 것이 좋은데 똥의 색깔을 황금색으로 변하게 할 수 있는 능력은 췌장의 기능이 튼튼해야 함을 알아야 한다. 췌장에서 분비되는 각종 호르몬들은 황금색이다. 그러므로 똥이 황금색이란 말은 췌장이 건강하다는 뜻이라고 보며, 글루카곤 키모트립신 등의 호르몬이 잘 분비되면, 그 사람은 아주 건강한 사람이라는 뜻이다.

어떤 분이 말했다.

자기는 풀을 갈아 녹즙을 자주 먹는데 변의 색깔이 푸른빛이라고…. 당연히 풀잎을 많이 먹으면 똥은 풀잎 색깔일 수밖에 없다. 평소에 변의 색깔이 황금색이 될 수 있도록 음식과 운동과 스트레스 관리를 잘해야 할 것이다.

넷째, 똥은 적당한 시간에 시원하게 볼 수 있어야 한다.

변을 시원하게 보지 못한다는 것은 변비가 있거나 장의 기능이 약하다는 것이다. 변비가 있으면 사람이 아주 괴롭다. 머리가 아프거나 잠을 잘 자지 못하거나 반대로, 잠을 자면 업어가도 모른다고 할 만큼 곯아떨어지게 된다.

또한, "풍(風)은 똥병"이다. 이런 말도 있다. 이것은 숙변이 장내에 오래 머물게 되면 나쁜 독소들이 발생하여 이것이 문맥을 통하여 간으로 흘러들고 이것이 다시 혈액을 타고 인체 속으로 유입되어 온몸을 유영하면, 몸이 망가지고 뇌졸중이 발현될 수도 있다. 이 것이 세포를 망가뜨리고 생명을 단축하게 하거나 질병을 유발함은 물론이요, 삶의 질을 떨어뜨리는 것이다. 조심하고 반드시 해결해야 할 것이 변비임을 잊으면 안 된다.

변비가 있거나 너무 딱딱하면 변을 보기 위하여 배에 힘을 많이 넣어야 하며, 이때 압력이 혈압을 50 이상 끌어 올리게 된다. 평소 혈압이 140이던 사람이 변비가 있고 똥이 너무 딱딱하여 190이 되면 상당히 위험해지는 것이다. 그래서 옛날에 쪼그려 앉아서 변을 봐야 했던 화장실 시설 때문에 일찍 돌아가신 분들이 많음을 알 수 있다.

똥을 좋게 만들어야 한다. 똥을 좋게 하기 위해선, 푸른 채소를 많이 먹고 많이 움직여야 함을 잊지 마시길..

그리고 패스트푸드 인스턴트식품같은 정크푸드를 피하는 것이 변이며, 건강의 첩경임을 때마다 강조한다.

의학이나 의술은 사람들의 똥을 좋게 하려고 존재한다고 다시 한 번 강조하고 싶다.

사혈(瀉血)에 대하여

20년 넘게 머리와 손을 떨며 파킨슨병을 앓고 계신 84세 정도의 할머니를 만났다. 말씀도 중간중간 힘들어 하시며 끊어지곤 하였다.

그런 할머니께 코안 쪽을 사혈을 해드렸더니 그 뒤로는 파킨스병이 없어져 버렸다. 파킨슨병을 치료하려는 것이 아니라, 할머니 눈이 아프고 머리가 자주 어지럽다고 해서 잠시 머리 아픈 것을 도와드리려고 한 것인데, 그런 놀라운 좋은 일이 있었다. 지금도 할머니는 머리와 손을 떠시는 것은 멈추어 있다.

어떤 분에게 왜? 사혈을 받으십니까? 물었더니, 중풍(뇌졸중)과 치매 예방에 도움이 될까? 해서 받는다고 한다.

현대인들에게 발병하는 모든 질병은 혈액과 림프액이 탁하여 발병한다 본다. 그러기에 의학의 최고 정점은 몸속에 있는 독소와 노폐물들을 제거하고 혈액을 맑게 하는 것에 있을 것이다.

혈액과 림프액에 나쁜 물질이 있어 암을 비롯한 각종 질병이 발병하기에 혈액과 림프액에 나쁜 물질들을 제거하는 직접적인 방법이요, 가장 효과적인 방법이 '사혈'이다. 사혈은 곧바로 효과가 나타나며 안전하며 역동적이다. 너무도 놀라운 효과에 취하여 횟수나 양을 조절하지 못하고 계속하면 혈액의 부족으로 오히려 나쁜 현상으로 나타난다. 사혈의 단점과 폐단은 여기에 있을 뿐이다.

사혈을 받기 전에 반드시 장, 간을 청소하고 시행을 하면 더욱 안전하고 더 큰 효과를 얻을 수 있다. 사혈은 몸의 외부 청소, 간, 신장... 등의 청소는 몸의 내부 청소라고 칭하고 싶다.

사혈은 현대의학이 혐오스럽다, 비과학적이고, 비의학적이라며 비하를 한다. 그러나 사혈은 그러한 비난을 뛰어넘을 만큼 효력이 있고, 의학과 의술에서 없어서는 안 될 하나의 요법이요, 치료법으로 자리 잡아야 할 것이다.

비타민, 오메가, 루테인, 콜라켄... 등등을 1T(톤)이나 한 트럭 분량을 복용하는 것보다 한 번의 올바른 사혈이 더 효과적일 수 있음을 아는 이들이 별로 없다.

몸속에 있는 독소와 가스들 그리고 탁해진 혈액들은 사혈이 아니고는 어찌할 방법이 없다. 혈전용해제, 혈액순환개선제, 혈관 확장제, 아스피린... 이러한 제품들은 화학적이다. 이것은 반드시 인체에 해로움을 주고 역습을 한다. 무엇이 혈액을 탁하게 하였나, 그것은 잘못된 식생활, 운동 부족, 스트레스 때문이다. 그것들이 합쳐져 혈액을 파괴시킨 것이다.

적혈구가 노화되거나 나쁜 물질과 순환의 장애로 깨어져 변형이 되는 것이 어혈(혈전)이다.

사혈을 생각하면 의학이나 진실이 너무도 무너져 있음을 실감한다. 한의학과 현대의학이 서로의 영역을 침범하지 말라고 하며, 한의학에서는 수술이나 첨단 장비를 쓰지 못하게 한다. 한의학에서도 수술하고 첨단 장비를 사용하였으면, 아마 세계를 제패하는 의학과 의술이 구축되었을지도 모를 일이다.

국민의 건강과 인류애를 위한 것이 아닌, 자기 밥그릇 싸움에 머리 깎고 농성을 부리며 사생결단을 한다. 우리들의 의학이 세계적이고도 남음이 있을진데 밥그릇 싸움에 국민의 건강도 의학의 수준도 끌어올리지 못하고 있는 이 안타까운 현실을 어이 할거나? 암튼, 사혈은 참으로 놀라움을 보여준다는 사실은 숨길 수가 없다.

눈이 갑자기 밝아졌다. 다리가 가벼워지고 걷기가 편하다. 코와 눈이 시원하다. 머리 안이 시원하고 기억력이 회복되는 듯하다. 가슴이 시원하다. 등등은 현대의학이나 한의학이 보여 줄 수 없는 놀라운 현상이다.

일 년에 한 번 정도 사혈을 받으면 종합영양제를 10포대 복용하는 것보다, 산삼을 100뿌리 먹는 것보다 건강 증진과 치료에 도움이 될 것이다. 사멸(死滅)된 혈액이 혈관 내에 정체해 있어 몸이 무겁고, 눈의 시력이 떨어지고, 다리가 무겁고, 뒷머리가 당기고, 성질이 조급해지고…. 암이며 만병(萬病)이 일어난 것인데, 제거하지 않고 또다시 어떤 영양제나 약물을 복용한다는 것은 상식을 벗어난 행위일 것이다.

유럽은 아직도 사혈을 신봉하고 있다.

혈관 속에 있는 고지혈, 코르티솔, 활성산소, 플라크, 노화된 혈소판과 백혈구의 찌꺼기들, 콜레스테롤, 젖산, 망가진 적혈구의 찌꺼기들, 이러한 나쁜 물질들은 사혈이 아니면 뽑아낼 수가 없다.

혀 밑을 사혈해 보면 적혈구들이 엉겨 있는 것이 엄청나게 무시무시하게 많다. 누구라도 아~ 탄식이 절로 나고 혈액이 이렇게 서로 엉겨 있으면 의학을 논하고, 치료를 논하고, 건강을 논하는 것은 어불성설임을 느낄 수 있다.

구안와사가 왔을 때, 눈이 맑지 않을 때, 당뇨병이 있을 때, 고혈압이 있을 때, 허리가 자주 결릴 때, 다리가 너무 불편할 때, 뇌졸중이 있을 때, 혈압이 높을 때, 기억력이 넘 떨어질 때, 컨디션이 떨어질 때, 몸속을 청소하고 사혈을 해서 혈관 속에 있는 나쁜 물질들을 제거해 줘야만이 새로운 혈액을 만들려 몸속에서 순환이 일어나고, 모든 세포가 새로운 혈액을 생산하려는 퍼포먼스가 일어난다.

코안을 사혈해 보면 눈이 그렇게 맑아지고, 뇌 안이 그렇게 시원해지는 듯하다. 어떤 이들은 선풍기가 머릿속에 들어온 듯하다고 말하는 이들도 없지 않다. 그리고 숨쉬기가 그렇게 좋다. 뇌의 기억력이 다시 살아날 듯하다. 구안와사가 와도 반드시 코안을 사혈해야 한다. 그리고 뇌졸중을 비롯 다른 많은 질병들이 저절로 예방되는 듯하다.

금진옥액을 하면 심장이 시원해지는 듯하다. 그리고 온몸에 있던 나쁜 물질들이 빠져나가는 듯하다. 그리고 다리까지 시원해진다. 어깨 결림, 이러한 것들도 참으로 도움이 된다. 또 다리에 사혈 받으면 그렇게 가벼워질 수가 없다. 불임 치료에도 거의 60% 이상, 자연 임신이 되는 놀라움이 있으며, 의학과 의술을 뛰어넘는 많은 놀라움을 보여 준다.

사혈은 부위를 잘 선택해야 하고, 효과가 좋다고 연속하면 안 된다. 반드시 혈액이 조혈(造血) 되는 환경을 만들어주고, 시간도 기다려 줘야 한다. 사혈의 폐단이라면, 효과가 좋다고 무작정 계속하기 때문이다. 그리고 어깨나 등, 배, 다리, 눈, 손바닥, 귀, 머리... 등등에 사용하는데 수지침으로 부항으로 하는 것은 하등의 요법이지만, 그래도 효과가 있다.

의학이 더욱 진실하고 바르게 나간다면 현대의학과 한의학이나 다른 의학이나 의술에서도 없어서는 안 될 하나의 커다란 한 치료법이요, 방편으로 사용될 것임에 나는 확신한다.

건강 지침서
(각종 암 및 만병의 예방 및 대처법)

건강지침서는 동서와 고금을 넘어 평범한 것에 있음을 깨우쳐야 한다.

첫째, 비우기(몸속 청소)

자동차를 타고 5,000km 이상을 달리면 엔진오일을 갈아 주듯, 기계나 집 안을 청소하듯 우리는 우리 몸속을 정기적으로 청소하는 것이 매우 중요하다 본다.

집안의 우물물을 청소하듯, 몸도 마찬가지로 먹기만 하고 배설을 하지 않으면 인체는 곧 생명이 위태롭게 된다.

모든 유기체는 피드백 시스템을 갖고 있는데, 입력과 출력... 이 단순하고 소중한 자연의 법칙을 좀 더 보완하고 적극적인 방법이 바로 스스로 비우는 것이라 생각한다.

15세 이상이 되면 1년에 한 번 정도는 반드시 장, 간을 청소하는 것이 그 어떤 것보다 소중할진대, 인식을 못 하는 사람들이 안타깝다.

마음의 병이 육체의 병이 되지만, 우리는 바이러스가 질병을 일으킨다는 이론에 너무도 지배를 받고 맹목적으로 학습 당하고 있다. 몸속의 면역력은 그 어떤 바이러스도 퇴치할 능력이 있는데 그 위대한 자연 치유력(면역력)을 잃어버리고는 의학과 의술에 기대고 있는 것이다. 고로, 먼저 마음의 병 즉, 스트레스나 걱정이나, 화(禍)나, 부정적인 생각을 비워야 한다. 그리고 나서 몸속의 독소와 노폐물들도 청소를 해야 한다.

왜? 암이 발병하였나!!!

장, 간, 신장, 폐... 등을 때때로 청소를 해 주지 않았기 때문일 것이다.

피부에 있는 먼지나 때를 우리는 매일 씻어 낸다. 그러나 몸속에 있을 독소와 노폐물들을 씻어내지 않는 것은 참으로 어리석은 짓이다. 내부의 청소를 반드시 해야 한다.

질병에 걸린 환자는 물론이요, 건강이 넘치는 젊은이들이라도 반드시 건강할 때 건강을 지킬 수 있는 이 청소법을 놓치지 말 것을 권한다.

둘째, 사혈

비타민제를 1T(톤), 먹는 것보다, 오메가 제품을 1 T(톤)을 복용하는 것보다, 루테인, 콜라겐, 유황, 산삼... 이러한 영양제나 건강보조식품 보다는 한 번의 올바른 사혈이 오히려 도움이 될 수 있다.

사혈은 방법이나 부위에 따라 다르며, 이것을 잘 활용하면 치료에 크게 효과를 얻을 수 있다. 인체의 질병 대부분은 혈액이 탁하기 때문이다. 혈액이 스트레스에 의하여 파괴되었거나, 수명을 다한 어혈(혈전)이 정화되지 못하고 혈관의 어떤 부위에 정체해 있다면 혈액 순환이 순탄치 않아서 컨디션이 떨어지고 통증이 발생하고 질병으로 돌출된다. 또한 혈액 속에 나쁜 물질들이 많아지면 심각한 문제들이 발생하는 것이다. 젖산, 활성산소, 코르티솔, 일산화질소...

의학이나 의술의 정점은 혈액을 맑게 하느냐에 달린 문제라고 보면, 사혈을 잘 활용하면 현대 의학을 뛰어넘는 놀라운 일들을 보여 준다.

어떻게? 어디를? 얼마만큼? 시간의 간극을 두고..? 란 명제를 잘 적용하여 사용하기만 하면 의학의 한계를 넘는 놀라움을 보여 준다.

셋째, 스트레스 관리

모든 질병과 수명을 관장하는 텔로미어의 건강도 스트레스에 의하여 크게 좌우한다고 본다. 수명을 좌우하는 세포의 텔로미어가 짧아지고 약해지는 가장 큰 원인은 스트레스다.

스트레스를 많이 받으면, 아드레날린호르몬이 과다 분비되고 과립구의 숫자가 많아지며 코르티솔이란 나쁜 호르몬의 수치가 상승하고, 혈액이 변형되고 인체에 각종 유해 가스들이 폭발적으로 증가하여, 혈액을 파괴하고 체액을 나쁘게 만들며 순환과 생성에도 악영향을 주게 된다. 그리하여 산소부족현상이 일어나고 혈관도 수축하여 인체의 여러 곳에서 세포의 괴사와 통증이 발생하는 것이다.

그리고 최근의 발표에 의하면 암 환자들의 타액(침) 속에는 코르티솔이라는 물질이 많다고 발표를 하였다. 코르티솔이라는 물질은 스트레스가 많아지거나 몸이 좋지 않을 때 대항 물질인데 이것이 많은 것은 몸의 상태가 좋지 않을 것을 뜻하는 것이다.

대상포진, 안구건조증, 두통, 각종 암, 당뇨병, 심장질환, 자가면역질환, 다발성경화, 류머티즘, 뇌졸중, 신장 질환, 예민한 성격, 요통, 역류성식도염...

특히나 거의 모든 암은 스트레스에 의하여 발병한다고 추론한다. 스트레스를 해소하지 않고 오래 방치해두면 세월이 흘러 중병이 발병하는 무서운 사실을 명심하시길 바란다.

스트레스를 심하게 받으면 반드시 사혈을 받고 운동을 해 그 독소를 제거해 주어야 한다. 그렇지 않으면 그것들이 쌓이어 중병으로 발전한다.

넷째, 올바른 식사

우리 몸은 음식으로 만들어져 있다는 엄연한 사실을 잊으면 안 된다.

"당신이 먹은 것이 당신을 말한다." 참으로 좋은 표현인 듯하다. 올바른 식사는 가능한 한 자연적인 것에 가깝게 가공이 많이 되지 않은 음식을 섭취해야 한다.

육류를 먹을 땐, 되도록 삶아서 먹고 저녁에는 육류를 삼가하는 것이 좋다. 명심하시라~ 육류는 아침이나 점심때에 먹고 저녁엔 육류를 먹지 않아야 건강하고 장수를 할 수 있다.

밥은 잡곡으로 드시는 것이 좋으며, 제철에 나는 과일과 채소를 많이 섭취해야 할 것이다.

그리고 양파를 푹 삶아서 그대로 죽으로 드실 것을 권한다. 또 양파를 썰어 술에 담그어 약 10일 후부터 저녁 식사 때 한두 잔씩 드실 것을 권한다. 그리고 마늘을 꿀에 넣어 열흘 뒤부터 하루 한 숟가락씩 드실 것도 권한다.

음식이 건강은 물론 성격까지 관장한다는 사실을 잊지 마시길...

구운 육류, 밀가루 음식, 튀긴 음식, 유제품, 인스턴트 식품, 청량음료...등등은 반드시 삼가할 것을 권한다.

구운 육류는 육류 속에 기름이나 이롭지 않은 성분들을 온전히 제거하기 어렵기 때문이다.

밀가루 음식(통밀로 된 제품은 제외)...

튀긴 음식을 삼가하실 것을 권한다.(치맥이 대한민국을 망친다.)

우유나 유제품을 피한다.

인스턴트식품은 일체 삼가한다.

청량음료는 아예 마시지 않는다.

다섯째, 운동

많이 걸어 혈액과 산소가 온몸에 잘 전달될 수 있도록 해야 한다.

하체가 튼튼해야 건강을 잘 유지할 수 있다. 백 세 건강의 공통점은 많이 걸어 하체가 튼튼하다는 사실을 잊지 마시길..

특히나 환자 된 이들은 더욱 많이 걸을 것을 권한다.

장수 노인들이 세계 여러 곳에 많이 분포해 있다. 환경이나 혈액형이나 지역이나 모든 것이 다르다. 그러나 세계 속의 모든 장수인의 공통점은 많이 걷는 것에 있음을 잊지 마시길...

여섯째, 많이 웃을 것

질병은 잘 웃지 않아서 발병하지 않았을까? 이렇게 생각한다.

웃으면 멜라닌, 옥시토신, 세로토닌, 엔도르핀, 네파민, 도파민... 등등의 좋은 호르몬들이 많이 생성된다고 한다.

현대에는 웃음을 치료의 한 방편으로 활용하는 곳이 많다. 웃어야 몸속의 좋은 호르몬들이 많아진다. 매일 세 번 이상은 웃어야 한다. 웃어야 젊어지고 건강해진다.

일곱째, 어떠한 경우라도 양약을 복용하지 않기

우리 몸은 자연적이다. 그런데 양약은 모두가 화학적이다. 각종 비타민제와 오메가 제품, 뼈건강, 눈건강, 치아건강 코큐텐... 각종 영양제가 넘쳐 난다.

혈액이 탁하고 순환의 장애와 몸속의 독소와 노폐물 때문에 컨디션의 저하와 노화, 치매, 뇌졸중, 심장병, 당뇨병, 고혈압, 디스크, 신장병... 등 많은 질병이 발생하였는데, 우리는 그것을 모르거나 덮고 수술이나 명약을 얻고자 하지만 화학적인 것은 인체에 하나의 이로움이 될 수 있을지 모르나, 결국에 인체에 오히려 해가 될 뿐이다. 언젠가는...

몸에 완전히 흡수되는 것도 문제요, 잔여 물질이 인체의 곳곳에 남아 결국 해를 입힐 것이다.

양약을 변기에 넣어 그 녹는 현상을 살펴보시길 바란다.

질병이 발병하기 전에 질병이 아예 달려들지 못하게 예방을 해야 한다.

강력한 면역성을 누차에 걸쳐 강조를 해도 모자랄 팩트다.

의학이나 의술은 하등의 방법이다. 99세까지 88하게 살다 갈 수 있어야 한다.

의학의 힘을 빌리지 않고도, 그러한 메뉴얼이 전에는 없었다.

제가 제시한 위와 같은 방법들을 실천해 보시면 국민 모두가 건강한 삶을 끝까지 누릴 수 있으리라 확신한다.

[머리는 차갑게, 발은 따뜻하게, 몸은 거북스럽지 않게 하라. 그리하면 그대는 모든 의사들을 비웃을 수 있을 것이다.]

브루하페

세계인들의 힐링센터

우리나라의 강점이던 산업들도 지금은 고전을 면치 못하고 있다. 그리고 세계 경제가 좋지 않다. 정보화 사회가 되었고, 모든 면에서 경쟁이 치열하며 더불어 경쟁력이 떨어지고 있다. 수출로 먹고사는 우리의 현실에서 위기가 찾아들고 있다.

현재 거의 모든 제품들이 중국에서 생산된 것들이다. 그러면서 사건과 사고가 빈번히 일어나고 위기의 대한민국이 되어가고 있다.

이러한 시기에 우리나라 국민의 특성을 잘 살려서 독보적이고 세계적인 그 무언가를 가져야 할 것이다. 우리에게는 좋은 두뇌와 다른 민족보다 나은 손기술이 있다. 그것을 의학과 접목시켜 세계적인 힐링 센터를 건립하여 세계인들이 우리나라에 머물며 몸과 정신을 케어함은 물론 더욱 건강해진 모습으로 바꿔준다면 세계인들이 앞을 다투어 찾아들 것이라 생각된다. 즉, 세계적인 힐링센터를 건립해 놓으면 좋은 수입원이 될 수 있다는 얘기다.

우리나라는 지금 현대의학과 한의학이 밥그릇 싸움에 혈안이 되어 있다. 의료 통합이란 말은 표면적이고 실상은 전혀 그렇지 않다.

국민의 건강과 안녕은 강 건너 이야기다. 너무도 강성으로 대립하고 있다. 삭발하고 단식을 하고... 누구를 위하여...

한의학에 수술이나 첨단 장비들을 사용하도록 허락했다면, 한국 한의학이 세계의 의학 수준을 끌어올려 질병 치료에 커다란 공헌을 했었을 수도 있다.

힐링 센터는 미국이나 다른 나라에서도 성행하고 있고 또, 개인적인 힐링 센터가 국내에도 여러 곳에 산재해 있다. 그러나 정부 차원에서 하나의 도시 규모로 클러스터화해서 청정지역(비무장지대)을 개발하여 현대의학, 한의학, 대체의학, 자연 의학... 모든 의학적, 의술적인 부분을 가리지 않고 수용하여 세계인들이 방문하여 원하는 코스의 의료 서비스를 제공함으로써 소비자인 방문객들이 만족할 수 있도록 행한다면 커다란 수입원이 될 것이며 많은 인프라가 구축될 것이다. 여기에 종사할 인원도 엄청 많을 것이기에 더없이 좋은 프로젝트라 생각한다.

황토방, 호텔식 룸, 안마, 접골, 카이로프로틱... 성형수술까지도 포함되어야 할 것이다.

국가적인 시스템과 플랜으로 운영되고 세계인을 대상으로 글로벌하게 계획을 세워 시행한다면, 환경이 아직은 좋아 세계인들을 흡수할 수 있고 세계인들의 의료 허브 국가로 성장할 수 있다 본다.

대한민국을 세계인들의 힐링 센터로...

더러운 성질 이야기

나 자신도 가끔씩 짜증을 내지 않아도 될 일에 짜증을 내고 격한 반응을 한다. 이 짜증이나 격한 반응들이 모여 성질머리로 진화되고 더 나아가 성격으로 발전된다.

요즈음, 강력하고 끔찍한 범죄가 자주 발생하고 있다.

세계 곳곳에서 한국이 가장 심하지 않을까? 생각된다. 왜? 그러할까? 우리는 지금 위험한 사회를 살고 있다. 그리고 좋아질 기미가 보이질 않고 나빠질 조건들이 즐비하다.

차 속에서 가족이 동반 자살을 하고, 집에 불을 질러 가족이 함께 죽고, 남의 집에 불을 지르고, 차를 막고 시비를 하고, 모르는 젊은 이들이 동반 자살을 하고, 부인을 찌르고 자살하고, 부모를 죽이는 패륜아, 자식을 죽이는 인간 이하의 사건, 묻지마 폭행, 데이트 폭력, 학교 폭력, 가정 폭력, 너 죽고 나 죽자~ 막가파 사고방식...

나는 이렇게 생각한다.

더러운 성질 뒤에는 반드시 나쁜 음식이 있었다고 본다. 그리고 게임이나 오락도 한몫을 한다고 본다.

음식이 잘못되어 있고 그리고, 빨리 빨리를 외치고, 상대를 인정하지 않는 잘못된 습성... 치열한 경쟁의 사회 구조와 게임 문화... 또한 약물의 호남용(好濫用)... 넓지 않은 마음들...

'욱' 하며 발생하는 범법자들이 넘 많다고 뉴스에도 회자 되었다. '욱 성질에 반드시 나쁜 음식이 있었다고 주장한다. 이것을 알지 못하는 이들이 넘 많다.

성격이 형성되는 것은 유전적인 소인이 다분히 많다고 생각한다. 그것은 어릴 적 성격이고, 후천적으로는 음식을 올바르게 섭취하면 성격이 올바르게 바뀌게 된다.

교도소에 왜? 콩밥이 나오게 되었는지 꼭 알아보시길 바란다.

즉, 음식이 성격을 좌우하게 된다는 것이다.

가령 밀가루 음식이나 튀긴 음식을 많이 섭취하면 필수 영양소들의 부족과 튀긴 음식에서 고온의 변성 기름 성분들이 트렌스지방을 넘어 엄청난 유해 성분으로 인체를 잠식해 간다. 그리곤 어느 정도 시간이 지나면 튀긴 성질로 변하는 것이다. '라면"을 먹어선 안된다. 그렇게 외쳐도 사람들이 듣지를 않는다. 그리곤 어느 날 나도 라면을 먹었다. 안타까운 현실이다. 그러나 나는 라면을 요리할 때 채소를 많이 넣는다. 음식에 들어간 각종 화학적인 재료들이 성격 형성에 지대한 영향을 미침은 물론이요, 결국엔 질병으로 돌출될 수밖에 없다. 분노조절 호르몬이 소실되어 가는 것이다. 좋은 머리가 나쁜 음식들에 의하여 나쁘게 방향을 잡고 그쪽으로 계속 치우치게 되는 것이다. 몸속 코드가 잘못되어 계속 자극적이고 감칠맛이 나는 것들을 끌어당기기 때문이다. 기업은 그러한 맛으로 충성 고객을 확보하는데 혈안이 되어 있다. 넣어서는 좋지 않은 화학적인 재료를 교묘하게 사용한다.

튀긴 음식을 자주 먹으면 성질이 괴팍해지고, 비염이 심해지고, 짜증을 자주 내며, 틱장애를 일으키고 집중력을 상실하며, 변덕쟁이가 되고 변태 인간이 되는 것이다. 여기에 게임이나 오락을 즐기면 신경이 긴장 모드로 변해 시한폭탄이 되는 것이다. 부모님도, 자식도, 가족도 잊고 '욱' 하며 폭발을 한다.

유해한 성분들의 요소가 많아지면 장기나 신경 세포가 이상 반응을 한다. 아토피, 피부트러블, 우울증, 조울병, 공황증, 틱장애, 이상한 성격, 뾰루지, 자살 지향적인 마음, 자가면역성 질환, 치아 부식 및 풍치, 대상포진... 그리고 더러운 성질로 나타나는 것이다.

어린 날에 인스턴트식품을 많이 먹으면, 저혈당증 증세가 나타나 주의력 결핍, 과운동증, 이상한 행동이나 이상한 질병들이 나타난다. 여기에 스트레스가 합쳐지면, 우울증, 공황증, 조울병... 등등의 정신질환이 나타나고, 그때 나타나지 않으면 10년 주기로 나타난다. 예를 들어 10대에 인스턴트식품을 즐겨 먹으면 20대에 그러한 증상이 나타나기 시작한다. 20대에 그러한 것을 즐겨 먹으면 30대 후반에 그러한 증상이 나타나 가정과 사회를 위험하게 한다. 그것이 남성이든, 여성이든... 그리고 불임에도 절대적인 영향이 있다고 본다. 운동성이 부족한 난자와 정자... 정부와 의학이 불임을 치료코자 어마어마한 세금을 투여하며 열성을 올리고 있는데, 효과가 거의 없다. 왜냐하면 문제의 원인을 규명하지 못하고 엉뚱한 곳에 쏟아붓기 때문이다.

불이 어디에서 타고 있는지 어디서 발화했는지 모르고, 연기가 난 곳으로 쫓아가고, 산에서 고래를 찾으려 한다. 너무 간단한 곳에 묘책이 있는데도 알아보는 이들이 없다.

첨가물이 많이 든 빵이나 과자, 쵸코릿, 중국 음식, 청량음료... 이러한 것이 호르몬을 교란시키고 유전자 손상을 일으키며 위험한 인간으로 몰고 가고 있다. 여기에 잘못된 성문화로 문제가 더욱 복잡해지고 사건 사고가 늘어나고 있다. 게임을 하면 모든 세포는 극도의 긴장 분위기로 빠져들고, 성호르몬의 파괴, 분노조절 호르몬의 소멸, 아드레날린(코르티솔) 과다 분비에 의한 과립구의 증가, 활성산소 분포도가 엄청 올라간다. 몸속에는 젖산이나 일산화질소... 등등의 치명적인 독소물질들이 서서히 퇴적하기 시작한다. 인성이 아니라 위험하고, 무서운 시한폭탄으로 변해가는 것이다. 그래서 어린 중학생이 게임을 말리는 어머니를 살해한 것이다.

좋지 않은 음식을 즐겨 섭취하는데, 어떻게 성격이 바르게 될 수 있는가...? 어떻게 결혼 생활이 유지될 수 있겠는가..? 왜, 이혼했는가...? 이혼의 이유 중 서로 성격이 맞지 않은 사항에 가장 많은 표를 던지고 있다. 이혼 사유도 궁극으로 파헤치면 결국은 대부분 밀가루 음식, 튀긴 음식이 문제가 되었음을 아는 이들이 없다. 그 사람의 젊은 날과 어린 날... 올바른 음식을 섭취하도록 바르게 지침을 준 부모나 사회적인 메뉴얼이 많이 부족하다. 우리는 전 세계 어디보다 치열한 경쟁의 환경에서 태어난 느낌이다. 태어나자마자, 일등을 상기해야 하는지도 모른다. 그런 것이 바른 인간성, 바른 사회인, 행복의 개념을 잊게 하는 것이다.

약물의 호남용... 머리가 아프다, 두통약을, 감기에 걸렸다, 감기약을, 마음이 우울하다, 우울증약, 허리가 아프다. 진통제를, 갑상선에 이상. 갑상샘 약을, 생리불순이다. 호르몬제를... 이러한 것이 치료 약인가? 스트레스와 잘못된 식생활로 인한 독소물질들을 제거하고 손상된 세포를 복원시키는 것인지 의심도 없이 처방하고 복용한다. 세상의 약품 중에 세포를 온전히 회복케 하는 약은 아직 없다.

더러운 성질과 범죄자들은 어떤 음식을 선호하고 어떤 약을 복용하고 있었을까?

인체는 올바른 음식과 호흡으로 만들어지고, 암을 비롯한 모든 치료는 혈액을 맑게 하고 독소물질을 제거해야 하는데...

성격을 바르게 하기 위해 많은 노력을 해야 한다.

몸이 건강해지면 성격이 바뀐다. 몸이 바르게 건강하기 위해선 음식이 바르게 섭취되어야 하며 그것이 꾸준해지면 성격이 바뀌어 간다. 급한 성격도 풀(채소)을 주식으로 하면 성격이 풀잎처럼 변하게 된다. 육류도 삶아서 먹으면 유해 성분들을 크게 줄일 수 있다.

반대로 튀긴 음식을 즐기면 폭력적, 화학적으로 변할 수 있다. 밀가루 음식을 즐기면 저혈당증 증세를 겪지 않을 수 없다. 또한 성질이 더러운 것은 몸속에 독소와 노폐물들이 많은 경우도 그러하다.

몸속을 청소하고 음식을 바르게 섭취하면 건강한 육체와 건강한 멘탈을 가질 수 있다.

질병이 있어도 예민해지고 짜증이 많아진다. 가끔 강연을 할 때 늘 하는 멘트 "성질이 더러운 것은 몸속에 독소와 노폐물들이 많고 간이 나빠 그렇습니다." 이렇게 떠들고 다닌다.

내 몸을 내가 잘 관리하지 않으면 각종 성격이나 질병이 발병하고 서서히 한 인간이 무너져 가는 것이다. 그중에 삐뚤어진 심성이 "너 죽고, 나 죽자..." 아주 나쁜 저질 인간이 된다.

음식을 올바르게 섭취하고, 자연과 친하며, 스트레스 관리를 잘하고, 운동을 자주 해야 할 것이다.

몸속의 독소와 노폐물들을 청소해 주고, 마음속의 화마도 잘 다스려야 무병장수를 할 수 있다.

다시 한 번 강조하고 싶다.

평소의 음식이 당신의 성격이 된다. 더러운 성질 뒤에는 반드시 나쁜 음식이 있음을 잊지 마시길..

다리가 아픈 이유들

다리가 아픈 이유 중 첫 번째는, 과체중인가? 아닌가? 먼저 살펴야 한다. 상체가 크고 하체가 약하면 반드시 무릎과 다리가 아파진다.

둘째는 디스크를 의심해 봐야 한다. 그런데 디스크의 궁극적 원인은 혈액과 림프액이 탁해졌기 때문이다. 혈액과 림프액에 나쁜 물질들이 많아 척추뼈에 영양을 충분히 공급하지 못하니 물렁뼈가 튀어나온 것이다. 간혹, 하지동·정맥경화가 있는 경우도 왕왕 있다.

또, 간과 신장과 폐와 심장의 기능이 떨어지면 다리가 그렇게 무겁고, 저리고, 쥐가 자주 일어난다.

그리고, 또 하나의 중요한 사실은 다리가 아픈 사람 중 대부분은 코안에 비정상적인 혹이 있다는 것이다. 이것은 현대의학이나 한의학이나 세계 속의 다른 의학들도 전혀 모르고 있는 사실이다. 다리가 아픈 사람들의 코안을 들여다보면 95% 이상 그러했다. 원래는 없어야 할 코안에 불룩하게 튀어나와 숨골을 막고 있다. 혹을 없애야 다리와 폐와 심장과 뇌가 맑아질 것이다.

코안의 혹이든, 어떤 이유로든, 다리가 무겁고 아픈 이유는 혈액이 탁한 탓이고 혈액이 탁한 이유는 몸속에 독소와 노폐물들이 많기 때문이다.

건강은 다리에서 시작하고, 다리에서 끝난다고 주장한다. 소화도 다리, 호르몬의 생성도 다리, 무병장수도 다리, 질병의 치료도 다리가 한다.

많이 걷지 않으면 건강이 무너지고, 늙음이 빨리 오고, 죽음도 일찍이 찾아온다.

100세를 넘나드는 초 장수하시는 분들이 지구촌에 많다. 그들의 공통점 중의 공통점은 많이 걷는다는 것이다. 죽음은 다리를 타고 온다고 나는 주장한다.

"세르데냐" 섬의 100세 노인들에게 만보기(萬步機)를 허리에 차게 하고 실험했더니 하루 약 12km 내외로 걷더라는 것이다.

다리가 아파지는 이유는, 혈액 순환이 되지 않아 다리로 내려왔던 혈액들이 다시 몸으로 올라가야 하는데 쉽게 오르지 못하고 정체하기 때문에 다리와 하체가 자꾸 아파지는 것이다. 그리고 앞서 서술하였지만, 콧속에 혹이 만들어져 있으면 산소 유입이 적어지고 다리가 무거워지고 아파진다는 사실도 잊지 마시길, 다리가 아프면 나는 콧구멍을 먼저 살펴보라고 이야기한다.

머리가 아픈 사람, 다리가 아픈 사람, 뒷골이 당기는 사람, 심장이 나쁜 사람, 혈압이 높은 사람, 당뇨가 있는 사람... 등등 모든 환자는 거의 90% 콧구멍이 협소해 져 있다는 놀라운 사실을 알게 되었다.

노인들은 거의가 콧속에 혹이 있다. 혹이 있어 노인이 된 것인지, 노인이 되어 혹이 생성되었는지 모호하다.

다리가 자주 아프면 신장의 기능이 약하고 혈액이 탁하여 그러하다. 그러나 다리가 자꾸 무겁다는 것은 몸속에 독소나 노폐물들이 많다는 뜻이다. 몸의 어디가 정상적이지 않다고 사인을 보내는 것과 같다.

또, 류머티스성 관절염도 마찬가지다. 신장의 기능이 떨어지고 요산과 크레아틴... 등 나쁜 독소와 산소 부족, 혈전(어혈) 때문에 관절염이 발병한다.

어떤 이들은, 자다가 쥐가 나거나 저리다고 호소하는 이들이 더러 있다. 그들은 간과 신장의 기능이 떨어졌기 때문이다.

순간 순간의 치료법으로는 수지침을 구하여, 다리가 무거운 날마다, 발가락 10지를 찔러 피와 가스를 빼주는 것이 도움되는 대처법이다.

다리가 우주를 지탱하고 있음을 아신다면, 다리를 튼튼하게 하는 것이 모든 건강과 치료의 근본이며, 다리가 아픈 이유는 결국엔 혈액과 림프액이 탁하고 몸속에 독소와 노폐물들이 많다는 것이다.

치료법은 먼저 장, 간, 신장을 청소하여 혈액을 잘 정화할 수 있게 한 후, 올바른 음식을 섭취하는 것에서 있고 다리의 사혈도 크게 도움이 된다.

다리가 우리를 받치고 있고, 다리가 우주를 지탱해 주고 있다.

만병동일설(萬病同一說)

만병(萬病)은 같다! 단지, 발생 부위가 다를 뿐이다!!

나의 의학적 학설이랄까? 철학이랄까? 나의 지론(持論)은 만병은 거의 비슷한 원인에 의하여 발병(發病)한다고 생각 한다. 물론 나의 이론은 만성퇴행성질환 즉, 만성적으로 기능이 퇴행하여 발병하는 질병들은 거의 같다는 이론이다.

우리는 하늘의 기운과 땅의 기운을 섭취하며 산다. 그 통로가 '코와 입'이다. 눈과 귀는 스트레스와 밀접한 관계가 있다.

공기의 호흡과 육류와 곡식과 채소 같은 음식을 섭취하며 살아간다. 지구 상의 모든 유기체는 다 그러하다.

잘못된 식생활과 스트레스 때문에 혈액이 탁해지고 림프액이 탁해져 모든 질병이 발병하는 것이다. 혈액이 탁해지고 림프액이 나빠지고 몸의 내부에 산소가 부족해지고, 바이러스와 벌레들이 기생하고 활성산소, 코르티솔, 콜레스테롤, 플라크, 이산화탄소... 등등이 많아지니 세포나 신경에 이상이 발현되어 통증이 되고 질병들이 발병한 것이다.

똑같은 원인이 어디에 발생하느냐에 따라 그쪽의 기능이 떨어져 질병이 발병한 것이다.

질병이 발병하면, 내가 전에 어떤 음식을 즐겨 먹었는가? 또 스트레스를 어떻게 해소하였는가? 또 유전적인 요인도 참고해 봐야 할 것이다.

어떻게 몸속의 독소와 노폐물들을 제거하고 혈액과 림프액을 맑게 할 것인가? 이런 근원적이고 진실된 생각은 하지 않고 약이나 병원을 여기저기 찾는 안타까운 이들이 넘친다.

유럽에는 나이 70세가 넘으면 병원을 찾지 않는다고 한다. 그들이 아프지 않은 것이 아니라, 늙으면 몸이 아픈 것이 당연하며 아픔과 질병을 받아들이고 전해오던 민간요법으로 꾸준히 대처하며 모든 것을 자연의 이치라 생각하며 받아들인다는 것이다.

"잘못된 식사, 양약의 과다 복용, 환경 오염, 영양의 과다 섭취, 운동 부족, 스트레스 등에 의하여 혈액이 오염되고 혼탁해지면, 그 혼탁한 혈액이 스며드는 곳마다 세포들이 통증을 일으키고 이상한 반응을 일으키는 것이 질병인데, 우리는 그 통증을 합성화학물질로 봉합하고 혹 덩어리가 발생하면 원인도 모른 체 방사선과 칼로 무차별 공격을 가한다. 혹을 떼어내고 합성화학적인 약을 쓴다고 오염된 물(혈액)이 맑아지겠는가!!!

반대로, 오염되고 혼탁한 혈액만 깨끗하게 할 수 있다면 암이 아니라 그 어떤 질병들도 치료될 수 있으며, 인체 내의 모든 세포도 재생하고 꽃을 피울 것이다.

의학의 처음과 끝은 이 이치(理致)와 같지 않겠는가!!! 그러므로 나는 만병(萬病)은 같은 것이라고 소리 높여 외치는 것이다~~~

각종 암을 비롯하여 당뇨병, 심장병, 감기, 고혈압, 갑상샘질환, 신장 질환, 뇌졸중, 파킨슨병, 류머티즘, 수족냉증, 여러 가지 눈병, 피부트러블, 생리트러블, 많은 희소병... 만성질환이라면 그 발병 원인은 거의 비슷하다고 본다. 즉, 그 원인은 비슷한데 단지, 발생 부위가 다른 것은 유전적으로 약한 곳이나 많이 사용하는 부위로 나쁜 유해 물질들이 쌓이고 모여들어 영양 공급을 방해(활성산소, 코르티솔, 젖산, 일산화질소, 어혈...)하고, 그로 인해 '저산소증'을 일으켜 세포나 장기가 충분한 영양분과 산소가 모자라 통증이 일어나고 기능이 퇴행하여 질병으로 돌출되는 것이다. 그러면 성인병 즉, 만성질환을 일으키는 공통 분모는 무엇인가? 그것은 혈액의 탁함(어혈, 적혈구연전현상)과 혈액순환장애, 코르티솔, 콜레스테롤, 플라크, 활성산소 때문이라고 생각한다. 그들이 모이고 쌓이는 장소에 따라 의학자나 환자, 일반인들이 이름 지어 부르게 된다는 것이 나의 학설 "만병동일설(萬病同一說)"이다.

나의 이론은 일본의 '아보' 교수와 비슷하다. 나의 만병동일설을 '아보' 교수가 잘 설명해 준듯한 감이 없지 않다. 그러나 나는 '아보' 교수를 알기 이전부터 나의 학설이 있었으며 약간의 견해 차이가 있을 뿐 아니라, 질병 치료에는 서로 많은 차이를 나타낸다.

산속의 동물들은 쉽게 질병에 걸려들지 않는다. 그 이유는

첫째, 음식을 정갈하게 먹기 때문이다.

둘째, 항상 들이나 산속에서 맑은 공기를 호흡하기 때문이다.

셋째, 늘 운동을 하기 때문이다.

넷째, 쉽게 잊을 수 있기에 스트레스에서 쉽게 벗어 날 수 있기 때문이다.

그리고 그들은 의학의 근본에 충실히 하고 있다. 우리는 과연 의학적인가! 자연에 있는 하찮은 풀이나 나무에서도 의학을 깨우쳐야 하지 않겠나!

나는 만병(萬病)에 똑같은 치유법을 권한다. 만병에 똑같은 치료법을 행해보면 나의 만병동일설이 이해가 더욱 쉬워질 것이다.

어떻게 전혀 다른 질병에 똑같은 방법을 취했는데, 똑같이 좋아질까? 그것은 단순하다.

혈액과 림프액을 맑게 하고 몸속에 독소와 노폐물들을 제거하고 기생충들을 섬멸하면 인체는 스스로 회복하기 때문이다.

만병에 똑같은 치료법을 권하니 사람들이 처음에 의아해한다. 그러나 그들이 똑같은 방법을 행하여 보곤 이해하기 시작한다. 각기 다른 질병들이었는데...?

산속의 개울에 시간이 더하면 나뭇잎과 가지, 작은 돌멩이와 여러 가지 찌꺼기들이 쌓이면 물은 제대로 흐르지 못하고 정체하게 된다. 여기에 벌레들이 기생하고 물은 점점 혼탁해지고 썩게 된다. 인체 내부도 이러한 현상이 일어난다. 혼탁한 물(어혈, 혈전)이 스며드는 곳마다 통증이 일어나고 질병이 발병하는 것이다. 개울물을 잘 흐르게 하려면 나뭇잎, 가지, 작은 돌멩이 및 각종 찌꺼기를 치워주어야 한다.

인체도 질병이 발병하거나 발병하기 전에 독소와 노폐물, 찌꺼기들을 치워주는 것이 우선시 되어야 한다.

우리들의 의학이 가야 할 길은, 외부의 충격이나 물리적인 힘으로 다친 질병 이외는 모든 이들이 잠을 잘 자고(快眠), 음식을 잘 먹고(快食), 대소변을 잘 보며(快便), 건강한 부부관계(快性)를 잘할 수 있게 하면 된다고 본다.

의학은 간단하고 복잡하지 않으며 우리 가까이 있는데, 누가 의학을 미로나 어려운 수학 문제처럼 만들어 놓았나? 우리는 너무 높고 먼 곳에서 의학을 찾고 있지는 않은지? 스스로 깨우치고 알아야 할 때가 온 것 같다.

만병은 같다!

단지 발생 부위가 다를 뿐이다!!

암덩어리는 사람의 목숨을 앗아갈 수 없다!

　암 환자들이 많이 죽었다. 또한 지금도 암과 사투를 벌이고 있는 이들이 많다. 그런데 암과 죽음은 어떤 연관이 있을까?

　즉, 암 덩어리가 어떻게 심장을 멈추게 할까? 암 환자들의 사인 (死因)은 무엇이며, 암이 발병하는 원인은 무엇인가?

　모든 의료진들이 환자에게 발병한 암의 원인을 밝히지 못하고 혹 덩어리만 제거하기 위해 방사선, 칼, 독약(항암제)을 무차별 사용한다.

　나는 암이 발병하려면 조건이 있어야 한다고 본다. 유전 7, 운동부족 10, 잘못된 식생활 30, 스트레스 40, 환경 및 기타 13(%)

　암을 비롯, 퇴행성 질환에도 대입시켜 질병 치료의 바른 길을 찾는 첩경이 되었으면 한다.

　암 환자들이 죽음으로 쫓겨가는 것은 암이 전이가 되어 그런 것이 아니라, 혈액과 림프액이 나빠져 몸속에 산소가 부족해서 죽음에 이른다고 본다. 또한 암이 전이를 일으키는 것도 혈액과 림프액 때문이라 본다.

현대의학이 혈액과 림프액의 변질을 첨단의 기계로 들여다보고 있는데도, 나는 그런 주장을 멈추고 싶지 않다. 그리고 암의 발화점도 산소 부족에서 시작한다고 주장한다.

그러니까 암의 발원지는 스트레스와 잘못된 식생활이며 이 두 원인이 심화되어 혈액이 깨어지고 림프액이 탁해져 독소가 많아지니 산소 부족 현상이 나타나 혹덩어리가 생성된 것이다.

놀라움을 찾을 수 있는 것은 암 환자들을 사혈(瀉血)한 사람들의 이야기를 들어보면 핏떡지가 그렇게 심하다는 것이다. 첨단의 기계 검사와 상관없이 엄청난 혈전(어혈)들이 있다는 것이다. 나 역시 암 환자들의 혈액은 어혈이 가득함을 경험하였고, 그냥 육안으로도 몇 군데를 살피면 알 수 있다.

암 환자들이 죽음에 이르는 것은 암 덩어리가 아니라, 혈액과 림프액이 파괴되고 혈관 속에 나쁜 물질들이 가득해지기 때문에 심정지(心停止)가 일어나는 것이다.

스트레스를 많이 받으면 아드레날린 호르몬이 과다 분비되고 과립구가 많아지고 유독 물질들이 혈관에 많아져 적혈구와 림프액이 파괴되고 변질되는 것이다.

세계의 모든 의학도들은 환자에게 암덩어리가 발견되면 혹덩어리를 방사선, 칼, 독극물(항암제)로 제거하고자 혈안이 되지 말고, 어떻게 하면 암환자의 몸속에 있을 독소와 노폐물들을 바르게 청소하고 혈액과 림프액을 맑게 할 것인가?에 의술과 의학지식 전부를 쏟아 부어야 할 것이다.

그리하면 암 환자들이 쉽게 죽음으로 쫓겨가지 않을 것이며, 암 덩어리를 둔채 90세까지 건강한 삶을 연장케 할 수 있으리라 본다.

암환자들의 몸속에는 산소가 부족하다.

적혈구는 도넛처럼 둥근 모양을 갖고 있으며 그 속에는 4개의 헤모글로빈이 있고 각각에는 3억 개의 산소 분자가 들어 있다. 즉, 하나의 적혈구 속에는 산소 분자가 약 12억 개씩 들어있다.

그런데 암 환자들이나 중증의 환자들의 적혈구 속에는 12억 개의 산소 분자가 없고, 반대로 활성산소나 코르티솔, 이산화탄소... 같은 나쁜 독소 물질들이 존재해 있는 것이다.

암의 원인 물질은 덮어 두고 혹덩어리를 칼로 떼어내고, 방사선을 지지고, 볶고, 태우면, 암 치료는 다 끝난 것인가? 재발하고 혹이 다른 곳으로 전이가 되는 것은 그 원인을 바르게 제거하지 않았기 때문이다. 또한 수술과 방사선, 항암제로는 암의 숙주를 제거할 수 없기 때문이다.

[의사들의 암 치료법은 마치 유리창에 앉은 파리를 망치로 때려 잡는 것과 같다. 파리를 잡는 일은 성공할지는 모르지만, 유리창은 어떻게 되겠는가?]

런던 성마리아 병원의 페트릭 피에트로니 박사

암은 산소 부족이라는 이론은 100년 전에 독일인 "오토 바로부르크"란 분이 주장하였고, 또 일본 돈 천 엔에 있는 의학자 "노구치 히데오"란 분이 주장한 적이 있었다. 그분들의 이론이 지금 와서 보니 훌륭하다는 생각이 든다.

산소가 부족한 이유가 적혈구가 깨어져 있기 때문이다. 적혈구가 깨어져 서로 엉겨 붙어 있다. 이런 현상을 어혈, 혈전, 적혈구의 연전 현상이라고 부른다. 적혈구가 깨어져 몸속에 산소가 부족해지면 당연히 모든 세포가 상하게 되고 DNA마저 손상을 입게 되고 림프구가 변질되어 가장 나쁜 부위에 세포들이 괴사하며 혹이 만들어지는 것이다. 이것이 "암" 이다.

암 환자를 만나면 언제 스트레스를 심하게 받았습니까? 반드시 물어봐야 한다.

암 덩어리든, 사마귀든, 지방 덩어리든 몸속에 가만히 둔 채 90세까지 건강하게 살다 건강하게 삶을 마감할 수 있게 하는 의학이 펼쳐져야 한다.

암 덩어리를 몸속의 새로운 친구인냥 가만히 두고 90세까지 건강하게 살게 하려면 면역력을 복원시켜야 한다. 면역력을 강하게 하려면 먼저 몸속을 청소하는 것이 우선일 것이다. 몸속 청소에는 간과 장, 신장, 폐도 청소하고 청소할 수 있는 부분은 청소를 해주어야 할 것이다. 이것이 모든 치료의 근본이요, 출발선이 되어야 하는데 출발이 잘못되었기에 위험에 빠지고 죽음으로 내 몰리지 않을까? 추측해 본다.

몸속을 청소하지 않은 체 무작정 병원으로 달려가 빠른 시간내에 수술 날짜를 잡고자 하는 이들이 대부분이다. 안타까운 현실을 우리는 언제쯤 벗어날 수 있을까?

미국도 전에 그러했다. 그러나 지금 미국의 암 대처법은 면역학을 중심으로 패러다임이 바뀌고 있다.

수술을 한다 해도 수술 후 의료진들이 자연 치유나 면역력을 높일 수 있는 방법들을 스스로 찾아 행할 것을 권하고 있다고 한다.

암덩어리만 보고 사람을 보지 못하면 안 된다. 우리나라의 의료진들도 바뀌어야 한다. 미국 의학이나 유럽의 의학도들처럼…

다음은 올바른 식생활을 해야 할 것이다.

정크푸드를 먹지 않으면 그것이 올바른 식생활이 될 것이다. 튀긴 음식, 구운 육류, 밀가루음식(통밀가루 제외), 기름으로 볶은 음식, 우유와 유제품… 등등을 필히 피해야 한다.

잡곡밥을 즐겨 먹고, 생고구마와 생당근을 매일 먹을 것을 권하며, 추어탕이나 올갱이 국도 자주 드실 것을 권 한다.

다음은 운동이다. 많이 걸어야 한다. 그리고 또 걸어야 한다.

또, 모든 환자들에게 시키는 특별하지 않은 특별한 운동을 권한다. 그것은 간단하다. 구르기 운동이다.

팔을 위로 해서 얼굴을 감싸고 옆으로 옆으로 구루고, 또 반대로 구르고, 그리고 또 앞뒤로 구르고… 온몸이 흔들리고, 우주도 흔들린다. 그래서 모든 기능이 순환이 되게 하는 것이다.

너무 빨리하면 어지럽다. 천천히 자기 몸에 맞게 잘하면 어느 때부터 놀라움이 일어날 것이다.

운동도 모든 질병 치료와 예방의 근본이다.

다음은 잠을 잘 자야 한다. 아이가 크는 것도 잠을 잘 때이며, 피로를 회복하는 것도 잠을 잘 때이고, 면역 세포가 우리 몸속의 유해 물질을 섬멸하고 정화 시키는 것도 잠을 잘 때이다.

그러므로 암 환자들은 잠을 잘 자야 한다. 절대로 잡생각이나 암에 대한 생각을 내려놓아야 한다.

잠들기 전에 반드시 다짐해야 한다. "나는 내일 더 좋아질 것이다."

나는 쑥, 박주가리, 씀바귀, 뽕나무잎... 등등의 잎을 쪄서 말려 가루를 내어 그대로 제품화했다. 암환자든, 어떤 환자이든, 건강한 사람이든, 모두에게 많은 도움이 된다~ 자연의 위대함은 말로 다 표현할 수 없다~

암과 다른 중병들은 어떤 전조 증상을 미리 보여준다. 물론, 느끼지 못하는 경우가 많지만 몸이 보내는 이상 신호를 잘 체크해야 한다.

자주 체한다. 현기증이 자주 있다. 피로가 많이 쌓인다. 다리가 무겁게 느껴진다. 만사가 귀찮다. 체중이 갑자기 많이 빠진다. 신물이 자주 올라온다. 감기가 걸리면 오래 간다. 등이 발현한다.

암 환자들의 특징은 착하다. 술, 담배를 하지 않았다. 내성적이다. 남에게 피해를 주지 않으려는 성향... 그래도 담배는 절대 피우지 않아야 한다.

또한, 암 환자들은 과일의 껍질을 잘 먹지 않는 경향이 있고, 까다로운 식성을 갖고 있었다. 포도 껍질, 감 껍질, 복숭아 껍질, 당근 껍질, 사과 껍질... 이러한 것을 꼭! 먹을 것을 강력히 권한다.

암 환자들은 오늘부터 과일 껍질을 골라서 찾아 먹어보시길, 이 또한 놀라움을 보여 줄 것이다.

암을 치료하기 위해선 혈액을 맑게 하는 것이 최선의 방법일 것이다. 여기에 무엇을 덧붙일 치료법이 존재할까? 방사선도 혈액을 맑게 하는지? 의사도 환자도 의심해야 하며, 수술도 마찬가지, 항암제 약품들도 혈액을 맑게 하는지 환자와 의사는 냉철하게 의심하고 질문하고 또 숙고할 수 있어야 한다.

의학과 의술과 의사가 존재하는 것은 병자의 혈액과 림프액을 맑게 하고 몸속에 독소와 노폐물들을 제거하기 위함이다. 그 이상도 그 이하도 아니다.

암 환자들에게 방사선을 몇 회 해야 합니다. 항암 치료를 몇 회 해야 하며, 절대 자기들의 말을 따라야 한다고 엄포를 놓는 의사들도 있는 모양이다. 너무 안타까운 의학도들이다.

몸속에 독소와 노폐물들을 제거하고 혈액을 맑게 하며 암을 진정으로 제압하고자 하거나, 암 덩어리를 그냥 둔 채 90세까지 건강한 삶을 살 수 있게 하려는 의학도들이 잘 보이지 않는다.

코스매틱한 사실은 암 치료를 담당하고 있는 의사들은 정작 자신들이 암에 걸리게 되면 수술, 방사선, 항암제를 사용하지 않을 것이라는 답이 91% 된다고 한다. 즉, 암 치료 의사 10명 중 9명은 현재의 수술, 방사선, 항암제를 사용하지 않겠다고 답을 했다고 한다.

암이 발생하기 위해선, [유전 7, 운동 부족 10, 잘못된 식생활 30, 스트레스 40, 환경 및 기타 13(%)]라는 조건이 필요하다. 물론 다른 질병들에도 이 공식을 대입해보면 자기 자신에게 발병한 질병의 원인을 알게 될 것이며, 원인을 바르게 알면 치료의 지름길을 얻을 수 있을 것이다. 암이 발생하려면 약 5년 이상, 아니면 10년 전부터 문제가 있다고 이야기하는 의학자들도 있다.

암이 몇 달 전의 나쁜 조건 때문이 아니고 오래전 시작했다는 것이다. 또한, 암 환자들은 자기 자신에게 왜? 혹 덩어리가 만들어졌는지 분명하게 파악하고 난 뒤에 의사나 병원이나 대처법을 강구해야 한다. 많은 이들이 암이라고 진단이 나오면, 어느 병원 누가 이 암에 권위자며 수술을 잘할까? 이런 생각만 한다.

국내에서도 조기 검신 때 방사선에 노출된 사람들이 나중에 암에 걸릴 확률이 높다고 최근에야 발표하였다. 일본이나 외국에서는 오래전부터 그러한 연구 결과를 발표하고 조기 검진의 피폐를 우려하며 대처하고 있는데, 한국에서만 유독 그렇게 조기 검진을 강조하고 또 많은 이들이 건강 검진에 매진하고 있다. 그것이 쉽게 암이나 인체에 유해함을 이제야 인정하고 있다니... 한국에 유독 암 환자들이 많은 것은, 조기 검진을 많이 하기 때문이 아닐까? 의심하지 않을 수 없다.

오래전부터 미국의 여러 의사가 수술, 방사선, 항암제가 암을 치료할 수 없음을 인정하고 새로운 방법으로 암을 제압하는 방법들을 소개한 책, 「암을 고치는 미국 의사들」이 서점에서 판매되고 있다.

또, '김현정'이란 의사가 「의사는 수술받지 않는다.」란 좋은 책을 출판해 있다. 한 번쯤은 읽어 볼 만한 책이라 생각한다. 그리고 일본인 '후나세순스케'란 분은 「항암제로 살해당하다」란 책을 출판해 있다. 이 책은 필독을 권하고 싶다.

암을 비롯하여 각종 질병이 발병한 것은 정기적으로 몸속을 청소해 주지 않았기 때문이며 또, 사혈도 바르게 받지 않았기 때문일 것이다. 사혈을 해 보면 암 환자들은 혈액이 너무 탁하고 혈전(어혈)이 많다.

암을 일으키는 것은 분명히 죽은 혈액들 때문임을 사혈할 때에 보면 누구나 공감할 수 있을 것이다. 이것을 놔두고 방사선이나 항암치료를 한다는 것도 이해가 되지 않는다. 그러나 현대의학은 부정적으로만 접근한다. 혈관 속에 있는 암의 숙주가 되는 코르티솔, 오염된 림프액, 고지혈, 활성산소, 노화된 혈소판과 백혈구의 찌꺼기들, 적혈구의 연전 현상에 의한 나쁜 물질들을 사혈을 해서 반드시 제거해 주는 것이 중요하며, 올바른 사혈은 혈액 순환은 물론 새로운 호르몬, 새로운 혈액이 만들어질 수 있도록 환경을 만들어 주는 것이다. 암 숙주들을 제거하는데 사혈이 최고 최선의 방법임을 언젠가 알게 되리라.

"사이토 마사시" 교수의 연구에는 사람의 정상 체온인 36.5도에서 1도 체온이 올라가면 면역력이 5~6배 정도 높아지고, 반대로 체온이 1도 내려갈 때마다 면역력이 30%씩 줄어든다고 한다.

환자들의 몸은 모두가 냉(冷)하다. 그런고로 항상 따뜻하게 잠을 자야 한다.

수술은 몰라도, 방사선과 항암제는 산소 공급과 세포를 복원시키는 것과 정반대다. 대부분의 의사들조차 의심에 의심을 더하는 치료법이 계속 자행되고 있다.

암 환자들에게 방사선 치료를 몇 회를 할 것인가? 정하는 의료진들을 생각하면 공포감과 소름이 끼친다. 아~ 또 한 사람이 위험해지겠구나~

혈액 순환이 온전치 못하면 혈액을 생산하지 못하고 조혈(造血)이 원활치 않으면, 산소 가득한 혈액을 공급받지 못한 심장은 점점 기능이 약해져 암 덩어리와는 상관없이 죽음으로 쫓겨가는 것이다. 또한 심장이 펌프질하려 해도 혈관 속에 나쁜 물질들이 많아 혈액이 밀려나가지 않으면 결국 심정지로 가는 것이다.

미국 대통령을 지낸 "지미 카터" 대통령은 고령의 94세에 암 완치 선언을 했다. 그분의 치료법은 수술이나 방사선, 항암제보다는 면역 요법이었다. 백혈구에 속하는 세포를 활성화시켜 우회적으로 면역 세포가 암을 공격하게 하는 방법이다. 인체에 해가 없다는 것이 특징이다. 흑색종이 간과 뇌에 전이 되었음에도 면역 요법을 시행해 암 완치 선언을 할 수 있었다.

일본의 어떤 의료기관에서 2000년부터 2004년까지 말기 암에서 완치된 101명의 환자를 상대로 조사한 결과 의사의 도움으로 암이 완치된 것은 0.03%, 운이 좋아서라고 답한 경우 0.05%, 채식 위주의 식생활로 암이 완치된 것이 25%, 긍정적인 생각으로 암을 완치한 것이 35%로 나타났다고 한다.

우리도 암이나 다른 질병 치료에 진실을 밝혀야 하고, 새로운 패러다임이 있어야 할 것이다. 그리고 환자들도 새로워져야 할 것이다. 방사선, 항암제가 오히려 몸속의 산소나 환경을 더욱 악화시킬 수 있고 생명을 위협할 수 있음을 양심적으로 선언해야 할 때가 되었다고 본다.

신우섭이란 의사분이 책 표지에 훌륭한 문구를 적어 놓았다. "고치지 못할 병은 없다. 다만 고치지 못하는 습관이 있을 뿐이다."

암 환자들에게 늘 전하고 싶은 메시지다.

우리나라에 암 환자들이 전에 없이 많아지고 있다. 그 이유는 무엇일까?

스트레스를 잘 받는 성향이 있기 때문이다. 남을 바르게 인정하지 않는 것, 좁은 환경, 1등 만능주의, 게임 문화, 양약의 호남용, 화병이 결국엔 암 덩어리로 변형될 수 있다고 본다. 또한, 패스트푸드, 인스턴트식품 같은 정크푸드를 즐겨 먹고 서로 치열한 경쟁을 하며 좁은 환경과 좁은 사고력 "빨리빨리"라고 외치며 인체를 스스로 무너뜨리고 있다. 여러 나쁜 요인들이 인체 내부로 전달되어 '욱' 하는 사람들이 많고 성격이 조급하고, 넓은 사고를 하는 사람들이 적다. 마음의 병이 육체의 병이 되는데, 그때그때 바르게 제거해 주지 않은 것도 원인 중의 하나일 것이다. 이제 사람들의 사고와 행동이 바뀔 수 있도록 조기 검진이 아니라, 조기 예방법을 시행할 때라고 본다. 그때 그때 몸속을 청소하며 독소와 노폐물들을 제거해 주면 암이나 중병들을 확연히 줄일 수 있을 것이다. 암이나 중병들을 미리 막기 위해 절실히 필요한 것이 장, 간을 청소하고, 사혈을 받고, 잠을 잘 자고, 음식을 바르게 섭취하는 것이라고, 나는 소리 높여 외치고 있다. 또, 너무 잦은 건강 검진도 오히려 암 발생에 영향이 없지 않다고 본다. 털을 불어 흉터를 찾아내 화(禍)를 만들 수도 있다는 얘기다. 많은 이들이 MRI, CT 등의 방사선에 노출되면 암 발병률이 높다고 경고를 한다. 이익을 추구하는 여러 의료기관이 계속 조기검진, 정기적인 검진을 강요한다. 잦은 검진으로 암이 발생할 수 있다고 경고를 바르게 하는 의료진이나 정부 기관도 드물다. 너무 안타깝다.

나는 말한다.

암은, 잘못된 식생활과 스트레스가 주요 원인이라 늘 외치고 있다. 물론 나쁜 환경도 직접적인 암의 원인이 되는 경우도 없지 않다. 방사선에 노출, 석산이나 아스콘 공장 옆 등등… 그러므로, 평소 식생활이 매우 중요함을 새삼 깨우쳤으면 좋겠다. 그러나 국내의 많은 암 전문의들은 음식에 대한 연관성을 논하는 의사들이 별로 없으며 또, 암은 수술이나 방사선, 항암제 외에 새로운 대안을 제시하는 이들도 드물다.

"러셀 블레이락 박사" 암 전문의의 말 [의사들은 어차피 암을 치료하지 못합니다. 지금 병원에서 행하는 항암 치료와 방사선, 치료로는 암 환자를 살려내지 못해요. 그들도 그 사실을 알고 있기 때문에 조기 진단의 중요성만 강조하는 것이다.]

현대 의학은 오래전부터 암 환자들에겐 특별한 바이러스가 존재할 것으로 생각하고 매일 혈액을 채취하여 연구에 연구를 거듭했고 지금도 그러하다, 그러나 아직까지 아무리 기능이 뛰어난 현미경으로 살펴도 특별한 바이러스는 발견되지 않았다. 반대로 매일 뽑아 가는 그 검사용 채혈로 체력이 고갈되면서 급격히 황폐한 환자로 변해가고 있다.

우리는 이제 암을 다른 방향으로 대처해야 할 때가 되었다고 본 다. 즉, 의학의 패러다임이 바뀌어야 하고 환자들의 생각도 바뀌어 야 한다.

[어떤 할머니는 올해 78세쯤 되었을 것이다. 그 할머니는 54세쯤 유방에 암이 있어 한쪽의 유방을 적출하시는 수술을 받으셨고, 13 년이 지난 후에는 대장암이 또 발병하여 대장 일부를 절제하는 수 술을 받으셨고, 3년 뒤에는 또다시 간에 암이 전이되어 부분 절제 수술을 받으셨다고 했다. 그런데도 불구하고 할머니는 아주 건강한 모습이시고, 또 앞으로도 90세까지 건강하실 것 같은 모습이셨다. 그래서 내가 여쭈었다.

"할머니께서는 3번의 대수술을 받으시고도 이렇게 건강하신 비 법이 무엇입니까?" 할머니 왈 "박 선생님 비법을 가르쳐 줄까 요...?" 침을 삼키며 그 할머니의 비법을 입력고자 조용히 들었다.

그 할머니의 비법은 수술은 하되 절대 방사선이나, 항암제 및 항 암 치료를 받지 않으셨다고 했다.

매번 수술이 끝나고 회복하면 곧장 퇴원하셨고, 음식을 정갈하게 드시고, 매일 1시간 이상씩 걷고, 족욕, 그리고 생강과 대추를 달여 하루에 여러 차례 복용하셨다고 가르쳐 주셨다.]

지금도 건강하실 것이다.

[15년 전쯤 이었을 것이다. 부산에서 아주머니가 오셨다. 동생이 누님을 안고 오신 것이다. 이미 몸은 초췌해져 걸을 수도 없는 상태 이었다. 수술할 수 없을 정도로 간, 유방, 척추에 암이 퍼져 방사선 만 5차 받았는데, 8차까지 하기로 했는데 5차에서 몸이 너무 쇠약 해져 죽음에 이르렀고 하는 수 없이 의료진도, 환자도 포기하게 되 었다고 한다. 길게 살면 6개월…. 10월쯤 돌아가실 것이라는 시한 부 인생이 되셨다. 그때 아주머니는 환갑인 61세….

전혀 기대도 할 수 없고, 금방이라도 목숨이 꺼질 지경이었다. 별 다른 방법이 없어 나의 방법과 나의 식품으로 친정에 머물며 암과 사투를 벌이셨다. 그분은 살기 위해 내가 주문한 것 외에 더 많은 피눈물 날만큼 노력했다고 동생이 전해 주었다. 맨발로 산길 걷기, 족욕, 매일 추어탕이나 다슬깃국 먹기, 풍욕, 녹즙 먹기 등등... 물 론 하루 2번씩 통화하고 자주 오시곤 했다. 그러다 죽는다는 6개월 후... 아주머니는 거꾸로 암을 이길 수 있겠다는 자신감으로 대답하 신다. 그때의 기쁨은 뭐라 말로 표현하기 힘들었다. 그리고 다음 해 그분은 자기 집이 있는 부산으로 가셨다.

가끔씩 나의 세미나장에 오시어 나에게 힘을 보태주시곤 했었고, 그분이 체험담을 이야기하면 나는 그냥 최고의 명의인 것처럼 사람 들에게 어필이 되었다. 그러다 건강이 좀 더 좋아지시니 자연히 연 락도 소원해지고 만나지 못했다. 그리고 몇 년이 흘렀다.

그 아주머니 아드님이 전화가 왔었다. 어머님이 7일 전에 돌아가 시었다고…??

친척 집 아이 돌잔치에 참석하셔서, 아침에 생선회를 드셨는데 집에 오시어 곧바로 식중독 증세를 일으켜 병원으로 모셨는데, 몸이 많이 붓고 혈액을 쏟으셨다고….

6개월 시한부 인생에서 6년을 더 사시고 가셨다.

나는 그 후론 암 환자는 절대 생선과 생고기를 못 먹게 하고 있다.]

[2017년 여름에 비구니 스님(여스님)이 한 분 오시었다. 나이는 지금쯤 50전후 보였다. 키는 165cm 정도… 2015년인가? 겨드랑이 림프샘에 암이 심하여 왼쪽 팔이 올라가지 않았고 유방에 암이 2.7cm 크기로 발병했다고 한다. 국내 최고 대학 병원에서 검진하였고 수술을 권했으나, 스님은 모든 것을 접고(핸드폰 번호도 변경) 조용히 지인이 있는 제주도에 몰래 가시어 혼자 생활하며 이미 몸을 부처님께 맡기신 것이며, 생과 사를 조용히 관망하시려 했다고 한다. 그러면서 평화롭게 생활하시고 자유롭게 걷고, 틀에 박혀 타이트한 생활에서 벗어나 마음을 더욱 평화롭게 하니 어느 정도 시간이 흐르니 팔도 자유자재로 움직이고 몸이 전보다 훨 좋아지셨다고 했다.

다시 S대 병원에서 검진한 결과 겨드랑이 림프샘에 있던 암은 완전히 없어지고, 유방에 있던 암도 많이 줄었다는 검진 결과를 받으셨다고 한다.

나는 그 이야기를 너무 흥미롭게 들었다. 그리고 나의 제품도 갖고 가셨다.

아마 지금쯤 더욱 건강히 계실 것이다.

그분은 암을 물리칠 방법을 터득해 있으셨다. 만약, 그분이 의료진들의 요구대로, 수술하고 항암 치료를 했다면 그분은 이 세상 사람이 아니거나, 죽음의 언덕에 막 오르려 헐떡이고 있었을 것이다.]

1) 스트레스 관리

2) 올바른 식생활

3) 걷기 운동과 구르기 운동

4) 장, 간 및 신장의 청소

5) 사혈

6) 화학적인 약품 피하기

7) 매일 한 번 이상 웃기

8) 족욕으로 땀내기

9) 매일 간식으로 고구마와 당근을 생으로 많이 드실 것.

10) 생강효소와 대추를 삶아 1:1로 자주 음용하기.

암... 그것 별것 아니다.

혈액과 림프액을 맑게 하며 몸 속에 독소와 노폐물들을 잘 청소해 주면 암덩어리도 끝까지 말썽을 일으키지 않는다. 수술과 방사선, 항암제의 틀에서 벗어나 생각해 보시라. 의학이 바뀌어야하고 우리들의 생각도 바뀌어야 한다.

암덩어리와 친구하며 99세까지 팔팔하게 살 수 있으시길…!!!

♤♠♤

마음의 병이 육체의 병이 된다네!

마음속의 욕심과 번뇌도 비우고

몸속의 독소와 노폐물들도 비워보세!!

그리하면 어느 날 선인(仙人)들이 벗하며

찾아들지 않겠나!!!

♤♠♤

파킨슨병에 대하여

파킨슨병을 앓고 계시는 82세 된 할머니를 우연히 알게 되었다.

머리와 팔을 계속 흔드시고 말씀도 중간중간에 한 번씩 끊어진다. 머리 떨림이 있는 것은 10년 전쯤이고, 말씀이 어려우신 것은 젊은 날부터라고 하시니 오래전부터 파킨슨병이 발병한 것으로 추측할 수 있다.

이 질병 역시 원인도 밝혀진 게 없으며 치료 약도 수술도 가당치 않은 불치병이다.

전 세계에 이런 질병을 앓고 있는 이들이 많다고 한다.

그런데 우연히 알게 된 할머니를 머리를 흔들리지 않게 해 드렸다. 아니, 그러려고 한 게 아니고 머리가 자주 아프시다기에 좀 덜 아프게 해 드리려고 한 것이 머리 떨림을 바로 멈추게 한 것이다.

전에 두 번인가 그러한 수전증을 갖고 있는 분들을 만난 적이 있었다. 그분들 역시 수전증이 멈추었다. 그렇다고 내가 수전증이나 파킨슨병을 완전히 제압할 수 있다고 공표할 수 없다.

파킨슨씨병을 앓고 있는 100명 정도를 완치시켰다면 그러해도

되리라~

그런데 다른 분들도 백발중 구십팔중이 그리되리라 확신한다.

나만 놀라는 것이 아니라, 할아버지며 지인들도 놀라워하신다. 전국의 병원이며 한의원을 다녀도 차도가 없던 것이 순간에 괜찮아지신 것이다.

또 하나의 불치병을 정복할 수 있었다는 것이 돈보다 더 소중하다.

재발을 방지하기 위하여, 허준이나 편작이 모르는 간단하고도 재미나는 처방을 하였다.

할머님이 계속 좋아지시길….

루게릭병에 대하여

2020년 4월 말경쯤에 루게릭병을 앓고 있는 오십 대 후반의 남성분이 왔었다. 신체의 다른 부위는 건강한데 어깨뼈와 팔의 근육이 함몰되고 있었다.

어깨 밑 부분부터 양팔의 근육이 점점 빠지고 있으니, 차를 대접하였는데 손으로 잡고 마실 수 없을 정도로 상태가 좋지 않았다. 앉았다 일어서려 해도 팔에 힘이 없기 때문에 버둥대며 아주 힘들어했다.

원인도 모르고 치료 약이나 수술도 통하지 않는 속수무책의 불치병이란 게 현재 전 세계 의학계의 실상이다. 손등에도 살과 근육이 빠져 몹시 불편해했다. 그 외에는 건장한 체구에 건강한 체중을 유지하고 있었다.

너무도 안타까운 질병이고, 분노를 촉발시키는 질병이었다.

암은 차라리 쉽다. 근육이나 신경이 서서히 마비되어 가는 희귀 질환을 보니 더욱 가슴이 뛰고 정복해야 할 또 하나의 커다란 산맥을 만난 기분이다.

모든 의학이나 의술 인들이 치료 불가라고 명시된 천하의 불치병을 나는 고칠 수 있을 것 같은 자신감이 든다.

다행히 가능성이 보이는 것은 그 사람이 나쁜 음식을 자주 먹었다는 것... 튀긴 음식... 그리고 혀의 뒤쪽을 보니 몹시 혈액이 탁하다는 것과 간(肝)이 회백색으로 된 듯이 보였다.

모든 질병 치료의 근본은 혈액과 림프액을 맑게 하고, 몸속에 독소와 노폐물들을 제거하면 충분히 괴질병을 물리칠 수 있다 믿기에, 그렇게 조치를 취해 가고 있다.

그리고 모든 환자들에게 권하는 운동을 전한다.

그 운동은 구르기다. 바닥에 누워 두 팔을 위로 올려 얼굴을 보호하며 옆으로 구르고 다시 반대로 구르고, 또 앞뒤로 구르라고 한다.

하루에 적당히 하며 계속하면 모든 신체 기능이 좋아진다. 특히나 암 환자들에겐 반드시 권한다. 너무 많이 하면 머리가 어지러우니 조심히 하시길...

환자의 상태를 살피며 어떤 의학이나 의술도 하지 못한 루게릭병을 나는, 반드시 물리칠 수 있다고 믿어 의심치 않고 도전하고 있다.

시간도 그리 많이 걸리지 않을 것이라 생각해 본다. 약 6 개월 이상 되면 상태가 많이 호전이 될 것이라 기대해 본다.

통풍과 당뇨병으로 발가락이 몹시 아플때

    통풍을 겪고 있는 이들이 의외로 더러 있다. 그분들은 신장의 기능이 떨어져 요산이나 크레아틴, 그 외에 다른 물질들이 몸 밖으로 빠져나가지 못하여 모여든 현상이라고 나는 추측한다.

    통풍이 발병하면 그 부위에 약초를 붙여 진물이 나오게 하는 방법이 아주 뛰어나다. 몇 사람을 해 보았을 때 너무도 좋다. 이 방법은 무릎이 시큰거릴 때 쓰는 방법과 동일하다.

    또, 당뇨병이 심해지면 발가락이 검게 변하고 썩어들어간다. 이런 악한 상황이 벌어지면 현대의학은 발가락을 절단하는 방법을 취한다. 그리고 더 심해지면 그 위쪽 부분도 절단한다.

    당뇨병에 올바르게 대처하지 못하고 합성인슐린을 장기간 복용한 탓이며, 환자 역시 음식을 조절하지 않고 운동도 열심히 하지 않은 탓도 있다. 그리고 여러 가지 양약들을 한꺼번에 복용해도 좋지 않은 상황이 연출된다.

    최근에 발가락이 검게 변하면 자연적인 방법으로 치료를 할 수 있는 비방을 얻게 되었다. 그것은 간단하다.

따뜻한 물에 좋은 소금을 풀어 발을 오랫동안 담그고 있으면 피부를 통하여 나쁜 물질들이 빠져나오고 검은 발가락이 좋아진다고 한다.

또다른 방법은 그 부위에 약초를 붙혀 물집이 생기게 한 후 물집을 터트려 몸 속의 나쁜 체액을 직접 빼내는 방법도 있다.

뇌 세포 활성화를 위하여

나이가 오십 대 중반이 넘어서니 점점 건망증이 심하여지는 듯하다. 건망증이 더하는 이유들을 살펴보니 아마도 전에 담배와 술을 즐긴 것이 찜찜하다. 그리고 잘못된 식생활도 크게 한몫을 했다고 본다. 담배, 튀긴 음식, 패스트푸드 인스턴트식품들, 운동 부족. 저녁에 육류 섭취, 스트레스⋯. 등등이 주요 원인이 될 것이다. 개인적인 경험은 치아를 치료받기 위하여 마취한 것도 영향이 있는 듯하고, 축구를 하다 코뼈를 다쳐 전신마취 후 수술한 것도 건망증에 영향이 있는 듯하다.

건망증을 줄이고 심지어 기억력을 활성화 시키는 방법이 있다고 '소나무님'의 글을 옮겨 본다.

거기에는 운동이 뇌의 용량을 줄어듦을 방지하고 나아가 더욱 활성화한다는 미국 과학자들의 연구가 소개되어 있는데, 나는 뇌 건강에 좀 더 구체적이고 적극적인 방법들을 권하고자 한다.

장, 간을 청소하고, 저녁에 육류를 먹지 않기, 많이 걷기, 그리고 신장도 청소해 주면 크게 도움이 될 수 있음을 확신한다.

【뇌는 만 25세 정도에 가장 크고 그 후로는 매년 조금씩 작아진다. 평생 새로운 뇌세포가 만들어지는 것은 사실이지만 만들어지는 세포보다는 죽는 세포가 더 많다. 전체적으로 따져보면 우리는 매일 초당 10만 개 정도의 뇌세포를 잃는다. 이 과정은 1년 내내 계속 이어진다. 뇌에는 1000억 개 정도의 세포가 있으므로 모아서 쓸 만큼은 충분하지만 시간이 지나면 이 손실의 효과가 눈에 보이기 시작한다. 1년 동안 뇌 부피는 0.5~1% 정도 줄어든다. 엄지손가락 크기의 기억 중추이자 바다에 사는 해마(seahorse)처럼 생긴 뇌 영역인 해마(hippocampus)는 나이가 들면서 수축하는 뇌 영역 중 하나다. 인간은 양쪽 뇌 측두엽의 깊숙한 곳에 각각 하나씩 모두 두 개의 해마를 가지고 있다. 해마의 크기는 매년 1% 정도 줄어든다. 기억력이 해가 갈수록 나빠지는 이유도 바로 해마가 느려도 꾸준히 줄어들기 때문이다.

오랫동안 뇌의 발달 과정은 뇌의 노화를 가속하고 해마의 수축을 촉진하는 알코올이나 마약 같은 것에 악영향만 받을 뿐 긍정적 영향을 받는 일은 절대 있을 수 없다고 생각했다. 그래서 이런 발달을 멈추거나 심지어 반전시키는 일은 불가능하다고 여겼다. 이제 이런 부분을 배경 삼아 운동이 기억력뿐만 아니라 뇌 전체에 놀라운 영향을 미친다는 설득력 있는 증거들을 살펴보겠다. 미국의 과학자들은 MRI 스캔을 이용해서 121명의 뇌를 검사하고 1년의 시차를 두고 두 번에 걸쳐 해마를 측정했다. 그리고 그동안 실험 참가자들을 무작위로 두 집단으로 나누어 서로 다른 활동에 참여하게 했다. 한 집단은 지구력 운동을 했고 다른 집단은 심장박동수를 높이지 않는 스트레칭 같은 가벼운 운동을 했다. 1년이 지나자 지구력 운동을 했던 집단의 참가자들은 그보다 가벼운 활동에 참여했던 집단의 참가자들보다 몸이 더 튼튼해졌다. 여기까지는 당연한 일이었다. 하지만 해마에는 어떤 일이 일어났을까? 가벼운 활동을 한 참가자들의 해마는 1.4% 줄어들었다. 이 역시 놀랄 일이 아니다. 어쨌거나 해마는 1년에 1% 정도 줄어들까 말이다. 정말로 흥미로운 사실은 지구력 훈련에 참여한 집단의 사람들은 해마가 전혀 줄어들지 않았다는 점이었다. 오히려 상장해서 2% 더 커졌다. 해마가 1년 사이에 늙기는커녕 회춘해서 크기로만 따지면 2년 더 젊어진 셈이 되었다. 거기서 끝이 아니다. 참가자가 몸이 더 튼튼해질수록 해마도 더 크게 성장했다. 몸이 제일 많이 튼튼해진 사람의 해마는 2% 이상 자랐다.

어떻게 이런 일이 일어났는지에 관한 아주 중요한 의문이 당연히 뒤따른다. 뇌의 비료인 BDNF(신체활동이 많아질수록 증가한다)가 역할을 강화해서 기억력에 영향을 미친다고 설명했던 것을 기억하는가? 실제로 그랬다. 과학자들이 BDNF 수치를 검사했더니 이것이 증가할수록 해마도 크게 성장했다. 대체 어떤 기적의 프로그램이 1년 만에 이런 중요한 뇌 영역에 활력을 불어넣고 재성장을 촉진할 수 있겠는가? 실험 참가자들이 자전거 페달을 허벅지에 불이 날 정도로 세게 밟기라도 했을까? 아니면 엄격하게 시간을 재면서 숨이 턱까지 차도록 달리기라도 했을까? 전혀 그렇지 않았다.

사실 이들은 실내 자전거도 달리기도 하지 않았다. 그저 일주일에 세 번씩 한 번에 40분 정도 빠르게 걷기(power walk)에 참여했을 뿐이었다. 이것이 의미하는 바는 일주일에 몇 번씩 빠르게 걷거나 달리는 것만으로도 뇌의 노화를 멈추거나 역전 시키고 기억력을 강화할 수 있다는 것이다.

하지만 이런 종류의 실험에서 나온 결과를 판독해서 결론을 끌어낼 때는 항상 신중해야 합니다. 실험은 실험이고 현실은 현실이다. 해마를 노화로부터 보호할 수 있고 심지어 다시 회춘시켜 더 크게 만들 수 있다면 이것이 우리 삶에 주는 의미는 무엇일까? 단순히 열심히 움직이는 것만으로도 기억력을 향상할 수 있다는 말인가? 이 질문에 짧게 대답하자면 '절대적으로 그렇다!'

오랜 역사를 지내온 과거 연구들도 분명히 같은 방향을 가리킨다. 운동을 통해 단기기억과 장기기억 모두 향상할 수 노화와 함께 찾아오는 해마의 붕괴도 속도를 늦추거나 심지어 역전시킬 수 있다.

[인터넷 검색창] 소나무

뇌세포와 뇌 건강을 더욱 활성화하기 위해선, 저녁에 육류를 먹지 말 것을 권한다. 패스트푸드, 인스턴트식품을 절대 삼가고 올바른 식생활을 해야 하며, 정기적으로 장, 간을 청소하고 또 신장도 청소하면서 코 안을 사혈을 받으며, 운동을 자주 하면 전보다 뇌 건강에 도움이 될 것이며, 늙어진 정복한 훗날까지 총명함을 잃지 않을 것이다.

구안와사

경북 상주와 풍기의 접경지와, 경남 사천 쪽에서 우연히 만난 사람이 자기 아버님은 생전에 구안와사를 잘 고치셨는데, 그런 비법 때문에 많은 고충을 당하셨다고 한다. 그때 아버님이 사용하셨던 약초가 있었는데 자기는 배우지 않았다고….

경북 고령에 어떤 할아버지는 팔뚝에다 고약을 붙여 구안와사를 잘 고치신다고 소문이 자자 했다. 그분 역시 곤욕을 치르시곤 하다, 연세가 많으셔 돌아가셨다고 한다.

나도 삶의 중턱에 와서야 그분들이 섰던 비방을 알게 되었고, 그보다 더 흥미로운 비방도 최근에야 얻게 되었다. 그러나 지금은 구안와사를 수술로 치료한다고 한다.

그렇지만, 옛날의 방법들이 여러 측면을 비교해 볼 때 장점이 더 많은 듯하다.

구안와사가 발병하는 이유는 면역력이 떨어지고 스트레스가 가중되면 발병하는 경우가 왕왕 있다. 분명한 원인이 밝혀지지 않았다.

[구안와사(facial nerve palsy)는 입과 눈 주변 근육이 마비되어 한쪽으로 비뚤어지는 질환이다. 구안와사는 말초성 안면신경마비로서 일반적으로 뇌졸중·뇌종양으로 인해 발생하는 중추성 안면신경마비(중풍)와는 구분하여 치료한다. 안면근육은 이하선 신경절에서 분지한 안면신경의 여러 가지에 의해 지배를 받는다.

이들 신경의 기능이 정상적이지 않을 때 근육마비 증상이 나타나게 된다. 말초성 안면신경마비는 대부분 양호한 예후를 보인다. 대체로 3~4일에 걸쳐 진행되며 수주에서 수개월에 걸쳐 자연적으로 호전되어 1년 이내에 대부분 회복된다. 그러나 때에 따라 완전히 회복되지 않고 후유증을 남기는 예도 있다.'

[네이버 지식백과]

구안와사가 오면 금진옥액과 코안과 귀를 사혈하고 몸속을 청소하면 치료가 될 뿐 아니라, 중요한 것은 전보다 더 건강해질 수 있다는 것이다.

수술을 받고 침을 맞는 것보다는 더 나은 방법이라 본다.

우울증, 공황증, 조울증, 분노조절호르몬 부족, 자살지향적인 마인드, 과운동증에 대하여

왜? 우울한가? 기분이 왜 좋지 않을까? 사람마다 제각각의 이유가 다르다.

또, 요즘 청소년들 열 명 중 3~4명 정도가 정신 질환을 갖고 있다고 한다. 또 어떤 젊은이들은 자살 지향적인 태도를 보이며 글을 올리고, 반대로 건강염려증을 보이는 이들도 없지 않다. 그러면 우울증, 공황증, 조울병, 자살 지향적인 마인드, 틱장애, 폭력성, 과운동증... 등은 왜 발병하는가? 그 근원은 잘못된 식생활에서 출발한 것이라 본다. 즉, 채소나 과일... 식물성 영양소들이 부족하고 상대적으로 나쁜 물질들이 그곳에 채워져 각종 정신 질병을 일으킨다는 이론이다. 몸에 일어나는 대부분의 질병도 여기에서 출발한다. 또한 여학생들의 생리 불순이나 여성 질환들의 대부분도 여기에서 출발함을 아는 이들이 과연 몇 명이나 될까? 의사들도 모르고 처방 한다.

다시 말하지만, 잘못된 식생활과 스트레스 때문에 발병하는 것이다.

나는 '튀긴 음식'이 대한민국을 통째로 무너뜨리고 있다고 주장한다. 절대로 '튀긴 음식'은 먹지 말라고 때마다 외치고 있다.

[어떤 친구는 자기랑 잘 통하는 사촌 형이 갑자기 돌아가시어 그 충격으로 한동안 우울증에 걸려 약을 복용했다고 한다.] 이러한 정신적인 충격도 우울증이나 공황증... 등의 원인이 될 수 있다. 그렇지만, 기본 체력이 강하면 얼마 지나지 않아 쉽게 벗어날 수 있는데, 밀가루 음식과 튀긴 음식을 즐겨 먹은 사람, 인스턴트식품, 패스트푸드같은 정크푸드를 즐기는 사람들은 정신과 약을 복용하면 그대로 환자로 전락해 버린다.

패스트푸드, 인스턴트식품 같은 정크푸드를 먹고, 게임을 하면 질병이 발병하지 않는 것이 이상한 것이다. 컨디션 저하, 잇몸질환, 뾰루지, 위장장애, 피부 트러블, 성 기능 장애, 정신 질환 대부분도 위와 같은 이유가 복합적으로 합쳐져 발병하게 된다고 주장한다. 악마의 유혹에서 벗어나지 못했기 때문이다. 심지어 암도 잘못된 음식과 스트레스에서 출발함을 알고 있는 의사들도 거의 없다.

몸속에 나쁜 물질들이 쌓이고 스테미너가 떨어지고, 세포들이 나쁜 물질들에 쩔어 있으면 폭발물로 돌출될 수밖에 없고 분노분출물질이 팽배해지는 것이다. 외부의 조그마한 충격에도 면역력이 없어 격한 반응을 일으키는 것이다. 그것들이 정신 질환을 유발하고 신체 질병으로 전환되며, 인체를 무너뜨리는 것이다.

청소년들이 아무 곳에서 침을 뱉고, 고함을 지르고, 과운동증을 보이며, 부모님들의 말을 잘 듣지 않는 것은 사춘기요, 성장병이라

치부하지만, 음식을 바르게 먹으면 정상적이고 바른길을 저절로 찾아간다. 반대로, 잘못된 식생활과 게임과 오락을 즐기면 마치 럭비공처럼 어디로 튈지 모르는 무서운 아이로 변하게 된다.

정신과 육체가 건강치 못한 아이들은 엽산이 부족한 것이 아니라, 푸른 채소와 과일에서 공급하는 우리가 아직 밝혀지지 못한 다양한 식이 영양소들의 결핍이 육체적 건강과 정신 질환과 깊은 관계가 있다고 주장한다. 그런고로, 우울증, 공황증, 조현병... 등등의 질병을 호소하는 이들에게는 절대 화학적인 약을 처방하지 말고 패스트푸드, 인스턴트식품과 밀가루가 든 음식과 구운 육류를 먹지 않게 하고, 잡곡밥과 푸른 채소와 과일을 많이 먹을 것을 처방하면 4개월쯤이면 회복되고 좀 더 지나면 다른 이들보다 더 건강하게 될 것이다.

이것이 의학이요, 올바른 치료법이다.

신경안정제라는 약을 복용하고 정신 질환의 원인인 잘못된 음식을 먹고, 두 가지 유해 물질(독소)을 계속 복용하고 있으면 인체는 어떻게 버틸 수 있을까? 세상에는 아직까지 우울증을 치료할 수 있는 약을 개발한 것이 없다. 그것은 향정신성의약품으로 분류하지만 사실은 신경 차단제요, 좋게 표현하면 신경안정제다. 또 좋은 호르몬들이 분비되게 하는 약들도 있다. 이것을 계속 복용하면 어찌 되겠는가? 결국 약물로 차단된 신경이 한꺼번에 폭발하면 자살 지향적인 마인드로 넘어가게 되는 것이다. 설령, 세로토닌, 옥시토신, 네파민, 도파민... 등등의 좋은 호르몬이 분비되도록 촉발하는 약들을 복용한다 해도 그것은 자연적이지 않다는 것이다. 자연적이지 않다는 것은 모두 심각한 댓가를 치러야 한다.

자살을 택한 대부분의 사람이 정신과 약을 복용한 경험이 있었음은 안타까운 일이며, 의료계가 심각하게 받아들이지 않고 계속 화학적인 양약을 처방하고 있으니 너무도 안타깝다.

또 여학생들이나 여성들이 생리트러블, 유방에 일어나는 질병들도 마찬가지다.

생리통, 색깔, 량... 등등의 다양한 질문과 웬만한 트러블들은 인스턴트식품이나 패스트푸드 같은 정크푸드를 끊고 올바르게 식사하며 산행을 하면 정상적으로 회복할 수 있다. 그럴 때 피임약을 비롯하여 양약을 복용하면 화학적인 약물이 인체의 세포나 장기에 남아 심각한 피해를 일으킨다. 언젠가는...

올바르게 식생활을 바꾸고 산행을 하면, 자궁 이상이나 생리트러블 등등 그보다 더한 질병들도 저절로 대부분 없어지고 건강한 신체와 건강한 멘탈은 물론, 자신감과 좋은 행운들도 깃들게 된다.

저혈당증은 혈액 속에 포도당이 모자라는 증이다.

또, 푸른 채소와 과일에서 공급되는 식이 영양소의 결핍도 저혈당증에 포함시켜야 한다.

포도당이 모자란 원인은 올바른 식사를 하지 않았기 때문이다. 포도당이 모자라고, 화학적인 음식 첨가물들이 인체에 쌓이면 너무도 다양한 증상들이 나타나게 된다.

올바르지 않은 음식을 피하는 것이 올바른 식생활이 되는 것이다. 하지만 튀긴 음식, 구운 육류, 밀가루가 든 음식(통밀가루 제외), 청량음료, 믹스커피... 등등, 모든 인스턴트식품들은 육체를 무너뜨리고, 해더코터(뇌 신경)을 어지럽게 한다. 인스턴트식품을 다른 말로 '정크푸드' 라 칭한다. 말 그대로 쓰레기 음식이다. 인스턴트 음식에 든 수많은 첨가물들이 쌓여 인체를 역습하는 것이다. 이것이 통증을 일으키고 질병을 일으키고 암을 유발케 할 수도 있다.

저혈당증이 있으면, 나타나는 증세가 복잡 다양하다. 어떤 책에는 19가지 정도의 증세로 요약해 놓았지만 그것으로 부족하다고 본다. 그러므로 우울증, 공황증, 조울증, 분노조절 호르몬, 과운동증, 자살 지향적인 마인드... 등등을 치료하고자 하는 사람은 음식을 바르게 섭취하고, 걷기 운동(산행)을 하면 된다. 그래도 부족하면 장과 간을 청소하고 사혈도 받을 필요가 있다.

산행한다는 것은 하버드의 어떤 박사는 꿈의 치료 방법이라고 했다. 음식을 바꾸고 운동을 하면 몸은 점점 건강을 찾게 된다. 육체 뿐만 아니라 멘탈도 건강하게 되고 사소한 질병들도 저절로 치유된다.

뇌의 기능도 좋아지고, 호르몬의 분비도 정상이 되고, 눈도 맑아진다. 그리고 또 보너스로 자신감을 얻게 된다. 나아가 멋진 사람으로 거듭날 수 밖에 없다. 성격도 음식이 좌우한다. 좀 더 열심히 하면 암 덩어리도 더 이상 전이가 없고 혹들이 점점 작아진다.

불임도 잘못된 식습관에서 출발함을 모르는 이들이 왕왕 있다.

현대는 영양이 넘치어 질병들이 발병한다. 컨디션이 떨어지고 질병이 발병하면, 홍삼, 산삼, 비타민제, 오메가 제품, 혈액순환개선제, 호르몬제... 이러한 것을 복용할 것이 아니라, 장이나 간을 청소해 주어야 한다. 그리고 음식을 바르게 섭취하며, 산행을 자주 해야 한다.

세상엔 약들이 범람하고 있으나, 세포를 복원시키고 인체 내의 유기체를 바르게 복원시키는 제품은 단 한 가지도 없다는 놀라운 사실을 깨우치어 바르게 대처를 할 수 있어야 한다.

개인도 무너지고, 가정도 무너지고, 사회도 무너지고, 나라도 망해가고 있다네~ 잘못된 음식, 게임 문화 때문에...

안타깝고 안타깝다.

다시 한 번 강조하고 싶다.

인체는 음식과 호흡으로 이루어지고 유지해 간다는 사실을...~~

대부분의 정신 질환은 올바른 음식과 산행이 가장 안전하고 강력한 처방 약 임을 깨우치시길...

저혈당증 증세에 대하여...(당신도 이런 증상이 있나요?) 참조

당신도 이런 증상있나요?

*저혈당증

'저혈당증'은 혈액 속에 포도당이 부족하다는 것이다.

이것은 인체 내에 포도당을 합성할 에너지원이 결여되어 있고 또, 합성할 능력이 떨어져 있는 상태이다. 이것은 당뇨병 환자들이 인슐린 과다 투여로 갑자기 발생하는 저혈당증과 차원이 약간 다르다.

채소와 과일에서 함유된 영양소가 상대적으로 부족한 것도 포함한다. 즉, 식물성 영양소들의 결핍으로 인한 복합적이고 다양한 증세이다. 원인은, 패스트푸드 인스턴트식품과 같은 정크푸드를 많이 먹은 탓이다.

한국인의 40% 정도가 이 증세가 있다고 추측되며, 가정과 사회에 심각한 문제를 일으키는 나쁜 요인이 여기에서 출발함을 깨우쳐야 한다. 또한, 모든 범죄와 욱~하는 폭발성 성격도 이곳에서부터 출발한다는 사실을 알면, 이 저혈당증이 매우 중요하고 엄청난 질병임을 인식할 수 있다.

저혈당증의 원인은 잘못된 식생활에서 출발한다. 그리고 게임이나 오락과 같은 긴장 모드가 연속될 때 즉, 스트레스가 더해지면 증세가 심해지고 이상 반응은 매우 다양하다.

저혈당증이 있으면 음식을 편식하고, 성질이 아주 예민하고, 짜증을 잘 내며, 갑자기 이상한 행동도 보인다. 특히나, 어린이들의 산만하고 주의력 결핍, 과운동증(ADHD)도 잘못된 음식이 주원인이다.

짜증을 잘 내는 사람, 냄새에 민감한 사람, 소리에 민감한 사람, 자살 지향적인 사람, 학교폭력, 데이트폭력, 우울증, 난폭운전, 각종 범죄자, 사기꾼, 패륜... 등등의 사람들은 저혈당증 증세 때문이라 봐야 한다.

저혈당증이 있으면 개인이나 가정, 사회가 위험해진다.

저혈당증을 치료하기 위해선 절대 패스트푸드 인스턴트식품 같은 정크푸드를 끊고, 올바른 식생활과 푸른 채소와 과일 등을 많이 섭취해야 한다.

〈저혈당증 증세〉

1) 갑자기 일어나면 자주 어지럽다.

2) 햇빛에 심하게 반응하고 어지럽다.

3) 스테미너가 자주 떨어진다.

4) 침착하지 못하고 기분이 잘 변한다.

5) 식은땀이 자주 난다.

6) 집중력이 떨어진다.

7) 건망증이 심하다.

8) 초조하고 가슴이 울렁거릴 때가 가끔 있다.

9) 가벼운 두통이 자주 있다.

10) 근육에 자주 쥐가 난다.

11) 흥분을 잘한다.

12) 감정을 제어하기 힘들다.

13) 이따금 심장의 고동이 빨라질 때가 있다.

14) 배가 고프면 참을 수가 없다.

15) 마음이 공허힐 때가 자주 있다.

16) 얼굴이 창백해질 때가 있다.

17) 긴장을 하면 사지가 떨린다.

18) 흥분을 하면 손에 땀이 밴다.

19) 식사 시간이 한참 지나면 사지가 후들거린다.

위와 같은 현상이 복합적으로 나타나면 저혈당증으로 의심해 볼 필요가 있다.

거의 범법자에게는 저혈당증 증세가 있으며, 폭력적인 모든 이들에게도 이러한 증상이 있음은 상기할 필요가 있고 분노조절 호르몬의 부족과 깊은 연관성이 있음을 거듭 강조하고 싶다.

이러한 저혈당증이 발병하는 원인으로는... 밀가루 음식, 튀긴 음식, 청량음료 과다 섭취, 육류의 과다섭취, 알코올 의존형... 등이다.

무엇보다 중요한 것은 어린이와 젊은이가 이러한 증세를 보이면 점점 위험한 사람으로 성장할 가능성이 있다는 것이다.

통계를 내어보지 못했지만, 이혼하는 사람들도 저혈당증 증세가 중요 원인이 될 수 있다고 본다.

우리 몸은 음식으로 만들어져 있다.

이러한 팩트를 놓치면 건강한 육체와 건강한 정신을 잃고, 질병과 황당한 멘탈을 얻게 되나니 올바른 음식을 섭취하도록 하지 않으면 안 된다.

＊교도소에서 왜 콩밥이 나오는 이유

1965년 미국 오하이오주의 교도소에 근무하던 '리이드'라는 여사에 의한 것이다.

그곳에 근무하던 리이드 여사가 어느 날, 자신이 뭘 말하려고 했는지 잊고 또, 뭘 하려고 한 것도 잊혀지고, 자기가 조금 전에 한 말이 생각나지 않고 이상한 증세를 느꼈다고 한다.

그래서 건강검진을 받았지만, 특별한 이상이 나타나지 않았던 것이다. 그러나 그러한 증상이 여러 차례 반복되고 여러 가지 복합적으로 좋지 않은 현상들이 정신적으로나 육체적으로 나타나게 되었고, 스스로 자기 질병이 무엇인지 오랫동안 공부하며 찾았는데 그것이 '저혈당증'임을 알게 되었다.

리이드 여사가 겪고 있는 저혈당증은 당뇨병 환자들에게 인슐린이 과다 투여되어 갑자기 발병하는 저혈당증과는 차원이 조금 다르다. 즉, 이것은 식이섬유가 부족하고 식물성 영양소가 부족한 데서 발병하는 저혈당증이다.

그러던 중, 교도소에 있는 죄수들도 검사케 했는데 모두가 식물성 영양소 부족으로 나타나는 영양의 심한 불균형 상태의 저혈당증 증세가 있다는 사실을 알게 되었다.

범죄를 일으킨 원인이 잘못된 식생활에 의해 영양의 밸런스가 깨어져 있고 저혈당증이 발생하고 그것을 내버려두어 결국엔 범죄자로 발전되었을 것이라는 이론이다.

식물성 영양소 부족은 욱~하는 성질을 유발케 하고 또, 좋지 않은 사고로 몰고 갈 수 있다.

리이드 여사는 여기에 그치지 않고, 그 영양의 불균형을 치료하기 위한 공부와 자문을 구하던 중 우연히 대두(大豆)(콩)에 든 많은 영양소가 저혈당증을 치료할 수 있음을 알게 되었고, 콩으로 된 음식을 수인(囚人)들에게 많이 공급했다고 한다. 그랬더니, 놀라운 현상이 나타난 것이다. 아무리 교화하려 해도 되지 않던 범죄자들이 스스로 반성하고 왜? 지난날 부모님의 말씀을 듣지 않았을까? 왜? 내가 그런 나쁜 짓을 했을까 하고 반성하더라는 것이다.

리이드 여사의 보고서가 정부로 보고 되고, 다른 교도소에도 콩으로 된 음식을 집중적으로 배식하여 먹게 했더니 마찬가지로 교화가 되었다고 한다. 그 뒤부터 미국을 비롯하여 세계의 교도소에는 콩으로 된 음식을 공급하는 것이 공식화된 것이다.

그리고, 청소년들이 범죄를 저지르면 어떤 주(州)의 판사는 리이드 여사의 요법대로 처벌하라고 판결을 내린다고 한다. 즉, 나쁜 음식을 먹지 못하게 하고 콩으로 된 음식을 많이 먹게 하라는 판결이다.

우리나라 교도소에서 출소하면 두부를 먹게 하는 장면이 영화나 드라마에서 가끔 방영이 되었다. 그것은 한국인들이 응용 능력이 뛰어나 콩의 집합체를 먹으면 절대로 그런 곳에 가지 않을 것이라는 생각에서 나온 것이다.

이러한 중요한 사실을 모르고 또, 현실적으로 콩이 아주 비싸서 현재 교도소에는 쌀밥이 배식 된다고 한다. 왜? 콩밥을 먹게 해야 하는지 바르게 알고 있는 공직자들이 없기 때문이다.

범죄자들이 없는 밝고 아름다운 세상을 만들어야 한다.

그런 밝은 세상을 만들기 위해선 경찰이나 치안을 바르게 할 것이 아니라, 모든 이들에게 정크푸드를 먹지 않도록 홍보하고 채소나 과일을 많이 섭취하여 몸속의 영양의 밸런스를 유지 할 수 있도록 해야 한다. 채소와 과일을 계속 먹은 아이들이 범죄를 저지를 수 없다. 또, 머리가 계속 좋아지고 성격이 온순해질 수밖에 없다.

실질적으로 범법자들이 다시 범죄를 저지르지 않게 하는 것은 바른 음식을 섭취하면 절대 재범이 일어나지는 않을 것임을 확신한다.

우리 몸은 음식으로 만들어져 있다.

다시 말해, 음식을 바르게 섭취하면 나쁜 짓을 할 수가 없고 세상이 맑고 밝고 아름다워질 수 있다는 것을 모두가 깨우쳤으면….

아보 도오루 교수의 이론

인간들에게 발병하는 질병의 종류는 무수히(십육만 칠천여 종) 많다. 그중에 성인이 되어 발병했던 질병... 지금은 젊은 층에서도 발병한다 하여 '현대병'이라 칭하다가 정확한 이름으로 바뀐 것이 '만성퇴행성질환'으로 명명하게 되었다.

즉, 혈압, 암, 뇌졸중, 류머티스, 갑상선, 강직성척수염, 심장질환, 신장질환, 파킨슨씨병, 다발성 증후군...

유행성이나 전염에 의한 질병이 아닌 만성퇴행성질환은 수학의 공식과 같이 일종의 패턴이 있다는 일본인 의사 '아보 도오루'란 분의 이론이 신뢰할 수 있는 듯하여 그분의 책 중, 앞부분을 내 나름으로 간추려 옮겨 본다.

우리 몸은 60조 개의 세포로 구성되어 있다. 자율신경은 이 엄청난 수의 세포들의 작용을 무의식적으로 조절하는 신경기관이다. 자율신경은 심장과 혈관, 위장, 땀샘 등 내장의 여러 기관을 조정한다.

뇌의 명령을 받지 않고 독립해서 작용하기 때문에 '자율신경'이라 불리 운다. 우리가 자고 있을 때도 심장이 계속해서 뛰는 것은 자율신경이 심장의 작용을 자동으로 조절하기 때문이다.

자율신경에는 '교감신경'과 '부교감신경'이 있고 양자는 각자 반대로 시소처럼 서로 길항하며 작용한다.

자율신경은 내장의 신경을 조절할 때 교감신경, 부교감신경 각각의 신경 말단에서 신경전달물질이라는 일종의 호르몬을 분비한다.

교감신경에서 분비된 '아드레날린'에는 심장의 박동을 빠르게 하고 혈관을 수축시켜 혈압을 오르게 하는 작용이 있어 심신을 긴장 흥분시키고 몸을 활동 모드로 만든다. 가령 화를 심하게 낼 때 혈압이 급상승하는 것은 흥분한 교감신경이 아드레날린을 한꺼번에 많이 방출하여 혈관을 수축시키기 때문이다.

이에 비해 부교감신경에서 분비된 '아세틸콜린'은 심장의 박동을 느리게 하고 혈관을 확장시켜 혈압을 떨어뜨리기 때문에 몸은 휴식 이완 모드로 바뀌게 된다.

자율신경은 세포에 '작동하라', '쉬어라' 하고 명령을 내려 그때그때의 상황에 가장 적합한 몸 상태로 조정한다. 이러한 구조 덕분에 우리는 안정된 생명활동을 영위할 수 있는 것이다.

또, 우리 몸에는 '면역 자기방어시스템'이 갖추어져 있어 바이러스나, 세균, 이종단백질(자신의 몸에 없는 단백질), 암세포 등의 공격에서 몸을 지켜 준다. 이 면역시스템 가운데서 중심적인 작용을 하는 것이 혈구세포인 '백혈구'다.

혈액 중에는 백혈구 외에 적혈구가 흐르고 있다. 적혈구는 산소와 탄산가스를 운반하는 일을 담당하며, 혈액 1m³ 당 약 500만 개가 포함되어 있다. 백혈구는 혈액 1m³ 당 5000~8000개 가량 들어 있고 그 중 95% 가 '과립구'와 '림프구.'

대부분의 병은 잘못된 식생활, 과다한 노동, 과다한 약물복용 등에 의하여(교감신경 긴장)---(과립구증가)---(활성산소의 대량 발생)---(조직파괴)---(림프구감소)라는 패턴에서 질병이 발생한다는 사실을 알게 되었다.

자율신경계의 균형을 깨뜨리고 교감신경이 우위를 점하게 되는 최대 원인은 '스트레스'이다.

＊과립구

과립구에는 '아드레날린' 수용체가 있음을 밝혀냈다.

보통 혈액 1㎟당 3600~4000개가 있으며 백혈구 전체의 54~60%를 차지한다. 상처가 발생(염증)한 경우 과립구는 10,000~20,000/m³에 달하며 백혈구 전체의 90%까지 차지하기도 한다.

충수염, 폐렴, 편도선염 등 염증성 질병 발생 시 과립구는 엄청난 숫자로 불어난다. 과립구는 수명이 짧아 2~3일 안에 사망하며 하루 50% 가량의 세포가 교체된다. 과립구는 역할을 다 하면 조직의 점막으로 돌아와 활성산소를 방출하면서 죽는다. 스트레스나 기타 이유 등에 의해 과립구가 지나치게 많아지면 활성산소가 많아져 체내의 여기저기에 광범위한 조직 파괴가 발생한다.(위염, 트러블, 잇몸 출혈, 뾰두라지...) 활성산소는 혈관에도 상처를 입혀 동맥경화를 촉진하기 때문에 심장병, 뇌혈관장애를 일으키기 쉽다. 그러므로 과립구가 증가하면 할수록 조직파괴가 진행된다.

활성산소는 만병의 근원이고 노화를 일으키는 원흉이라고들 하는데, 그 이유는 활성산소가 강력한 산화력을 갖고 있어 정상적인 세포들을 파괴해 버리기 때문이다.

적혈구는 산소와 영양분, 탄산 화물 등을 비롯하여 각종 영양분을 운반하는 혈액으로서 정상적인 적혈구는 드문드문 떨어져 있으며, 활성산소로 인해 파괴된 적혈구는 탄력을 잃어 엉기어 있다. 마치 엿이 달라붙는 것처럼 보이는 현상을 '적혈구연전현상'(어혈, 혈전)이라고 한다.

＊림프구

'아세틸콜린' 의 수용체가 있음을 발견, 림프구는 백혈구의 35~41%를 차지하며 $1m^3$당 2200~3000개 정도 숫자를 유지한다.

몸 안에서는 하룻밤에도 수만 개의 암세포를 림프구가 암세포화된 것을 제거하고 있기 때문에 암에 걸리지 않는 것이다. 림프구가 부족하다는 것은 바이러스와 싸울 힘이 저하되었음을 의미하며 림프구가 암세포 공격의 열쇠가 되는 세포이다.

암 공격을 잘하는 NK세포, NKT세포들의 림프구는(파포린이나 그렌자임(granzyme) 같은 물질을 분비하여 암세포를 파괴한다.

부교감신경의 기능이 저하되어 분비능력이 떨어지면 림프구도 이런 물질들을 분비하지 못해 암을 공격하지 못한다.

몸에 이상이 발생하는 것은 자율신경의 균형이 흐트러지고 이에 따라 백혈구의 균형에도 문제가 생길 때이다.

림프구와 과립구의 비율이 앞에서 서술한 정상범위에서 벗어난 다면 면역력이 저하되어 각종 질병이 발생하는 것이다.

자율신경의 균형을 깨뜨리고 교감신경이 우위를 점하게 되는 최대의 원인은 '스트레스'다.

「약을 끊어야 병이 낫는다.」 중에서

＊아보 도오루

나의 소견–질병이 발생하는 주원인은 잘못된 식생활과 운동부족에 의하여 혈액이 탁하여져 어혈(혈전, 적혈구연전현상)이 많아진 탓이요, 운동부족으로 인하여 저산소증이 또한 그 원인으로 생각한다.

항암제로 살해당하다.

저자 : 후나세 순스케

어느 대학병원의 의사가 그 병원에서 일 년간 사망한 암 환자의 사망원인을 규명한 결과, 놀랍게도 80%가 암에 의해서가 아니고 항암제 등의 암 치료가 원인이 되어 죽었다(살해되었다)는 것이 판명되었다고 한다. 그러한 사실 규명의 논문을 학장에게 보여 드렸더니, 그 자리에서 찢어 없앴다는 것이다. 이러한 진실이 환자들에게 폭로되면, 어떤 소동이 벌어질지 생각이라도 해 보았는가!

이렇듯 아우슈비츠의 대학살에 버금가는 사실에 모골이 송연해지는 것이다.

'의료살육'의 현실은 아마 한국에서도 동일할 것이다. '암 산업'이란 거대한 돈벌이 사업이 세계의 의학계에 만연하고 있기 때문이다.

매년 전국에서 25만 명에 이르는 사람들이 암 치료로 인해 목숨을 잃고 있다. 나는 이 전율적이고 충격적인 사실을 암 전문의들의 증언을 섞어 여러분들에게 전달하려고 한다. 현재 암으로 인한 사망자는 년간 31만 명에 달한다. 그런데 암 전문의들은 이들 가운데

70~80%는 사실 항암제와 방사선요법 등으로 인해 목숨을 잃고 있다고 단언한다.

만약 여러분이나 가족이 암이라는 진단을 받는다면 틀림없이 병원에서 항암제, 방사선치료, 수술이라는 치료를 강제로 받게 될 것이다. 이런 치료법을 '암의 3대 요법'이라고 한다. 그런데 실제로는 25만 명에 이르는 암 환자 대부분이 암이 아닌 이 3대 치료법으로 말미암아 '목숨을 잃고 있다'고 한다.

이런 사실을 알 때 여러분들도 또한 충격과 놀라움으로 할 말을 잃었을 것이다.

"암은 항암제로 치료할 수 없다."

이 말은 후생성의 전문 담당관이 한 말이다. 게다가 이 담당자는 "항암제는 발암(發癌)성이 있다 점까지도 인정한 것이다. 또한 '암세포는 항암제에 곧바로 내성을 가져 항암제를 무력하게 만든다.' 하고 후생성의 담당 전문관은 대수롭지 않다는 듯 말하고 다음의 말을 덧붙였다.

"이거 모두가 알고 있는 사실이다." 그는 상식이라며 아무렇지도 않게 그런 말을 내뱉었다. 그의 이러한 말이 지금도 항암치료에 실낱같은 희망을 걸고 있는 암 환자와 그 가족들에게는 온몸이 떨릴 정도의 충격일 것이다. 하지만 의사는 '효과가 있다'며 항암제를 투여하지 않는가?

대부분의 사람들이 '효과가 있다'는 의사의 한 마디에 매달린다. 그러나 효과가 있다는 의사의 말은 이런 의미다. 즉, 암 환자에게 항암제를 투여하고 4주 이내에 종양이 조금이라도 줄어들면 '효과가 있다'고 판정하는 것이다.

항암제의 '의약품첨부문서'에는 '극약' 명확하게 표시되어 있다. 대부분의 항암제는 예외 없이 강력한 '독극물'인 것이다. 이 맹독을 암 환자에게 투여하는 그 자체가 미친 짓이다. 이 독은 환자의 전신에 파고들어 머리카락이 빠지고 심한 구토와 설사 등 여러 가지 무시무시한 부작용을 유발한다.

독(毒)을 가득 담고 있는 약이므로 이는 당연한 결과이다. 이 독으로 인해 몸 안의 조직, 기관이 비명을 지르고 절규한다. 암 종양도 이 독에 놀라 움찔하며 오므라드는 것이다. 대체로 10명 가운데 1명 정도로 이런 현상이 발생한다. 그러면 의사는 이 항암제가 유효하다고 판정한다. 불과 10명 가운데 한 명 정도!

그것도 불과 4주 사이에 조금이라도 종양이 줄면 유효하다고 본다니 어처구니가 없다. 게다가 나머지 9명의 암세포는 꿈적도 하지 않는다. 사람의 수명은 4주가 아니다. 왜? 반년, 1년 정도의 시간을 두고 관찰하여 유효성을 판단하지 않는 걸까? 여기에는 중대한 이유가 있다.

항암제의 독으로 인해 일시적으로 줄어든 암세포를 오랜 시간을 두고 자세히 관찰하면 또 다시 증식을 하기 때문이다. 이 재발(Rebound)현상을 감추기 위해 4주 이상은 관찰하려 하지 않는 것이다.

"항암제를 투여하는 화학요법은 무력하다"

이것은 1985년 미국의회에서 미국국립암연구소(NCI)의 '테비타' 소장이 한 경악스러운 증언이다. 그는 '항암제를 투여해도 암세포는 곧바로 반항암제 유전자(ADG)를 변화시켜 항암제를 무력화시킨다. 이는 농약에 내성을 지니는 것과 같은 현상이다. 말했다.

또한 1988년 미국국립암연구소는 병인학(病因學)' 이라는 수천 페이지에 달하는 보고서에서 "항암제는 무력할 뿐 아니라, 강한 발암성(發癌性)으로 다른 장기 등에 새로운 암을 일으키는 증암제(贈癌製) 일 뿐이다." 라는 놀라운 사실을 발표했다.

미국국립암연구소는 세계에서 가장 권위 있다고 일컫는 연구기관이다. 이 충격적인 보고는 일본의 암 학계에도 큰 파문을 일으켰다. 하지만 무력한 증암제라는 사실이 환자들에게 절대로 알리지 않도록 함구령이 내려졌다고 한다. 따라서 항암제 치료란 암 환자들에게 효과가 없는 독(毒)을 투여하는 행위와 마찬가지다.

맹독의 부작용은 100% 암 환자의 몸을 갈기갈기 망가뜨린다. 특히 암세포와 싸우는 림프구를 생산하는 조혈기능을 철저하게 공격한다. 항암제 투여를 가장 반기는 것은 다름 아닌 암세포인 셈이라니 이보다 더 말이 안 되는 이야기가 있을까?

항암제를 투여하면 흉포한 암세포만이 맹위를 떨치며 살아남는 한편, 면역세포는 맥을 못 춘다. 항암제는 암을 증식하고 악성화하여 결국 독(毒)으로 환자를 해친다. 이 희생자는 마침내 '독살' 로 숨을 거두고 마는 것이다.

방사선 치료도 마찬가지다. 후생성측도 '방사선요법에서 무시무시한 발암(發癌), 증암(增癌) 작용이 있다. 고 인정한다. 방사선은 우리 몸에서 가장 중요한 면역세포를 섬멸하는데 이에 따른 부작용은 항암제보다 심각하다. 전문의는 경고한다.

방사선요법으로 암 환자들은 더욱 쇠약해져 죽음을 앞당기게 된다. 그래서 양심적인 의사들은 방사선 치료는 물론 수술을 받지 않는 편이 좋다 충고한다.

– 중략 –

일본인 '후나세 순스케' 란 분이 쓴 책 「항암제로 살해당하다」의 앞의 일부분을 내 나름대로 발췌해서 옮겨 놓았다.

더욱 관심 있는 분들은 그분의 책을 구입해서 전체를 읽어 보시기 바란다.

암 덩어리가 사람의 목숨을 앗아가지 못한다.

암 환자든, 다른 질병이든 그 원인은 혈액에 있다고 본다. 암 환자들의 혈액은 특별하다. 왜? 매일 아침 암 환자들의 혈액을 뽑아 검사하는데도 그것을 구별하지 못하는지 안타깝다. 검사 때 혈액을 자주 뽑으면 그것 때문에 환자는 급격히 체력이 떨어지고 체력이 약해져 버리니 마음마저 나약하게 변하여 죽음의 길로 빨리 접어들지 않나 생각되어진다.

환자의 목숨을 죄여 오는 것은 혈액이 메말라가고 조혈(造血)이 되지 않기 때문이다.

이 중요한 사실을 의학의 진실이여… 외쳐라!!!!

누구에게나 전에 없던 불필요한 혹이 나이 30~40세가 넘으면 발생해 있을 가능성이 있으며, 암은 정상 세포의 돌연변이다.

특히나 진성암은 특별 한 점들이 몇 가지 있다.

그것을 구별하지 못하는 우리들의 현실과 의학이 안타까울 뿐 아니라. 암에 대처하는 3대 요법(수술, 방사선, 항암제)에도 심각한 문제가 있지 않을까? 생각된다.

후나세 순스케의 책을 읽으면...

아토피, 대상포진, 알레르기, 여드름, 기미와 각종 피부 질환

얼마 전 인터넷에 얼굴에 여드름과 진물이 날 정도의 피부트러블이 심한 영국 젊은 친구의 사진과 치료법이 공개되었다. 사진을 보면 얼굴이 너무 심한 상태의 피부 트러블로 갖가지 양약과 다른 여러 방법을 실행해 오다, 어떤 계기로 우유와 육류를 완전히 끊고 완전 채식주의자가 되어 식생활을 바꾸니 약 7개월인가? 얼굴이 너무도 깨끗해졌다고 소개 글과 사진이 올라왔다.

이것은 모든 피부질환자에게 권하고 싶은 방법임을 오래전부터 알고 있는 중요한 사실인데, 실행해 보지 못하는 젊은이들이 많은 것이 안타깝다.

즉, 얼굴을 비롯 몸 전체 피부트러블의 모든 것은 음식에 의해 좌우된다는 사실을 깨우쳐야 고생을 하지 않는다. 양약을 복용하고 바르고 다 무용지물이다. 오히려 그것이 다른 질병을 불러오게 된다.

당신이 먹은 것이 당신의 피부병의 원인이다. 정크푸드를 먹고 피부에 트러블과 대상포진, 치주염이 발병하지 않는 것이 이상한 일이다.

연세가 90이 되어 가시는 할머니의 비방을 소개 한다.

좋은 소금을 물에 녹여 몇 개월 간 자주 마시면 아토피가 완전히 치료된다고 한다. 물론 정크푸드를 먹지 말아야 하는 것은 마찬가지다. 그 할머니는 다른 많은 아이들의 아토피성 피부질환을 간단히 치료한 경험이 있으셨다고 들었다.

오래전 아토피의 진실을 밝힐 수 있는 아기 엄마들의 실험 아닌 실험이야기를 어디서 읽은 듯하다. 그 내용을 자세히는 모르지만 대충 이러하다.

서울에 있는 아기 엄마들이 아이들이 아토피가 심하여 이 병원 저 병원 다니다가 서로 알게 되고 정보를 교환하고 그러다 그런 아이 엄마들이 모임을 하게 되었고, 아토피도 현대의학으론 별 대책이 없음을 알았고 또, 우연히 실험 아닌 실험을 하게 되었다고 한다.

아기 엄마들의 놀라운 경험의 실험은 아기들에게 수유(授乳)할 때, 인스턴트식품이나 가공이 많이 된 음식을 먹고 난 뒤 아기에게 수유하고 난 뒤의 현상과 올바른 음식을 먹고 난 뒤에 아기에게 수유하고 난 뒤에 나타나는 아토피의 증상이 엄청난 차이를 발견한 것이다.

결론적으로 말씀드리면, 아기의 아토피는 엄마가 어떤 음식을 먹었느냐?에 따라 엄청나게 차이가 났다는 것이다. 여기서 더욱 추론해 볼 수 있는 것은 유아의 아토피는 엄마와 아빠가 임신이 되기 전에 이미 인스턴트식품을 많이 섭취했음을 알 수 있다.

아토피는 식원병(食源病)이라고 말하고 싶다.

나는 늦게서야 알게 되었다. 피부질환을 앓고 있는 어린이나 청소년들 여기서 다시 추가하고 싶은 내용은 어떤 곳에서 본 것인지 정확히 기억나지 않지만, 우리가 어릴 적에 예방 접종받는 백신의 부작용 중의 하나가 아토피로 나타날 수 있으며, 허현회란 분이 쓰신 「병원에 가지 말아야 할 81가지 이유」란 책에는 백신이 소아마비의 원인이 될 수도 있음을 경고하고 있다. 나는 모든 피부질환의 원인은 잘못된 식습관과 합성화학물질(양약)이라고 단정하고 싶다.

＊알레르기

먼저 인터넷에 실려 있는 알레르기에 대한 설명을 살펴보자.

알레르기는(allergy)는 "과잉반응 뜻이다. 그리스어 낱말 allos가 어원이며, 이는 것"을 뜻한다. 알레르기라는 용어는 1906년 프랑스 학자 '폰 피르케'가 처음 사용하였다.

생물체가 어떤 외래 물질과 접하게 되면 항원항체반응에 의하여 생체 내에 급격한 반응 능력의 변화가 생기는데, 이를 '알레르기'라고 한다. 생체는 이종 물질에 대해서는 그 항원에 특이적으로 반응하는 항체와 림프구를 생산하고 재차 항원과 접하면 여러 가지 보존을 위한 중요한 방어메커니즘의 하나인데, 보통 생체에 대해 보호적으로 작용하지만 때로는 이 메커니즘이 생체에 불리하게 작용하여 장애를 일으키는 경우가 있다.

알레르기 반응을 유발하는 항원은 알레르겐(allergen)이라고 하며 전형적인 알레르겐은 꽃가루, 약물, 식물성 섬유, 세균, 음식물, 염색약, 화학물질 등이 있다. 면역계에는 항원에 대항하여 신체를 지키기 위한 몇 가지 방어메커니즘이 있다. 이들 중 가장 많은 종류는 림프구로 특정 항원에 반응하기 위해 특이화 되어 있으며, B세포와 T세포가 여기에 해당한다. B세포는 항원에 결합하여 항원을 파괴시키고 중화시키는 단백질인 항체를 생산한다. T세포는 항체를 생산하는 대신에 항원에 직접 결합하여 공격을 자극한다.

알레르기 반응은 즉시형알레르기 또는 지연형알레르기로 나타나는데 항원에 B세포나 T세포 중 어느 세포와 반응하는지에 따라 결정된다.

인터넷 검색창에서

나는 말 한다.

알레르기 반응을 일으키는 최대의 원인도 잘못된 음식에서 기인한다고 생각한다.

그리고 기성인들에게는 혈압약이나 아스피린, 고지혈증약, 당뇨약, 관절염약... 거의 대부분은 양약(합성화학물질)을 장기간 복용하면 발병한다고 본다. 이것은 순전히 내 나름으로 관찰한 결과일 뿐이다. 고로 알레르기가 심한 사람들은 첫째, 양약을 먼저 끊을 수 있어야 한다. 혈액을 맑고 건강하게 해야 할 것이다. 그러기 위해선 어떤 작업을 먼저 해야 하는지 질문할 필요가 없으리.

*대상포진

대상포진은 수두 바이러스의 일종이라고 의료계는 말한다. 그러나 그것 역시 정확한 것은 아니며, 특히나, 원인은 전혀 알 수 없다고 고백하고 있다.

면역력의 결핍... 나는 대상포진이 발병하는 사람들은 과일의 껍질을 먹지 않았기 때문이라고 주장한다. 물론 면역력이 떨어진 사람들이며, 감 껍질, 포도 껍질, 사과껍질, 당근... 등등 먹을 수 있는 과일의 껍질을 꼭 챙겨 드실 것을 권한다.

몇 년 전이었다.

하루에 강연을 두 번씩 하고 술과 담배를 피우고 건강을 돌보지 않고 힘이 넘친다고 날뛰었더니, 얼마 있지 않아 허리가 아프고 컨디션이 뚝 떨어지더니만 풍치가 일어나고 오른쪽 갈비뼈 밑에 대상포진이 발병하여 물집이 잡히고 그곳이 몹시 아프기 시작했다. 말로만 듣던 대상포진이 나에게도 발병했구나! 걱정이 앞섰다.

'수두바이러스'가 원인이라고 현대의학이 말하였고 또, 위험할 수도 있다고 덧붙였지만, 나는 대수롭지 않게 생각하고 담배를 줄이고 무엇보다 체력 소모가 많은 말이나 강연을 줄였다. 물론 술도 조심하여 마셨다.

나는 메가 비타민 요법과 휴식, 녹즙, 나의 식품 등을 먹었더니 약 7일이 지나니 통증이나 컨디션이 좋아졌고, 수지침으로 물집을 터뜨렸다. 그리고 이내 나아 버렸다.

나중엔 마누라가 또 대상포진이 발생하였다. 그때는 나보다 더 쉽게 나아진 듯하다.

다른 분들이 대상포진이라고 말하면 신경을 많이 쓰고 일을 무리하셨구나 하며, 나의 방법들을 실천해 보라고 이야기했더니 다른 사람들도 쉽게 좋아져 버리는 것이었다. 그런데 현대의학을 그렇게 신봉하던 후배는 기어이 병원에 입원하고 마는 것이다. 일주일간 입원하여 주사 맞고 휴식하고 다시 집에 와 오래 동안 고생했다고 한다. 그래도 그 후배는 아직도 나를 잘 믿지 않는다. 나도 그 후배를 이해시키려 하지 않는다. 세상 사람들을 다 이해시키기엔 너무 힘들다.

대상포진, 그거 너무 신경 쓰지 맙시다.

내 몸의 면역력과 방어력이 떨어진 탓일 테니까. 대상포진에 관한 공부는 인터넷을 이용하면 자료가 많으므로 참고하시기 바람.

＊여드름

청소년 중에 여드름 때문에 고민하여 학업에도 문제를 일으키는 친구들이 간혹 있다고 한다.

그러나 심각하게 애를 먹이는 여드름도 나이가 30대가 되면 거의 깨끗이 저절로 없어진다는 사실도 알아야 할 것이며 또, 앞서 이야기하였지만, 몸이 아프거나 창백하고 영양이 부족하거나 늘 골골한 청소년들에게는 여드름이 나지 않는다는 사실도 알아야 할 것이다.

기성인들은 말한다.

여드름은 청춘의 다이야몬드라고... 누가 지어 놓았는지 참 잘 어울리는 말이라는 생각이 들지 않는가!

여드름은 호르몬의 과다분비 때문이리라.

처방이라면 여기에도 풀잎이 절대적으로 필요하며 속을 비우는 것이 도움된다. 그러나 다시 이야기하지만 나이가 조금 지나면 저절로 없어진다. 굳이 쉽사리 빨리 없어지게 하고 싶다면 먼저 장과 간을 크리닝하고 과일과 채소를 녹즙으로 만들어 맛있게 드셔 보시라, 얼굴만 고와지는 것이 아니라 공부도 잘되는 신통방통한 일들이 벌어질 확률이 많으니까.

여기서 인터넷에 잘 설명해 둔 여드름에 대한 이야기는 하고 싶지 않다. 하지만 지식을 쌓는 의미나 또 경험 삼아 참고로 읽어 보심도 해가 되지 않을 것이다.

＊기미

기미를 영어로(liver spots)라고 표현하기도 한다고 한다. 그 뜻은 '간의 반점'이란 말이라고 한다. 기미는 간의 반점이라는 말이 나는 매번 참 잘된 표현이구나! 이렇게 생각한다.

여드름은 청춘의 다이아몬든요, 건강의 징표라면, 기미는 그와 반대다. 장내와 간에 독소와 노폐물들이 많이 끼어 있다는 말이며, 건강이 좋지 않다는 말이다.

또한 혈액 속에도 과산화지질이나 활성산소, 플라크, 과립구가 많다는 이유로 기미가 끼는 것이다. 그러나 아기를 가진 산모들에게도 왕왕 기미가 나타나는데, 그것은 아니다. 아기가 장과 담즙이 내려오는 것을 일시적으로 약간의 방해를 하여 몸속의 독소들을 원활히 배출시키지 못하기 때문인데, 아기를 출산하고 나면 기미도 저절로 없어져 버리는 경우가 다반사다. 하지만 중병이 들거나 너무 스트레스를 심하게 받아 발생한 기미는 오래가고 인체 내에 이상이 발생하였다고 황색경고 등을 보내는 현상이므로 참고해야 한다.

간혹 몸이 뚱뚱한 남성 중에서 얼굴이나 귀밑, 목 주위로 불그스레한 기미가 끼어 있는 분들이 더러 있다. 이것도 몸에 열이 많고 심장에도 열이 많으며 몸에 콜레스테롤이 높나는 것을 보여주는 한 단면이므로 반드시 제거할 수 있도록 해야 한다.

영양의 과다 섭취 때문에 얼굴이나 귀밑, 목 주위로 불그스레한 기미는 몸을 디톡스 시키고 음식을 정갈하게 먹고 사혈도 곁들이고 많이 걸으면 없어지는 것이 대부분이었다. 이것 역시 현대의학과 한의학에서도 대처 방안이 아직 없는 것으로 보인다.

기미, 내 몸을 클린 하라~

*쓰쓰가무시병 질환

한 5년이 지났을 것이다.

우리는 그해 가을 고구마를 캐기 위하여 나, 어머님, 마누라 셋이서 동네 위쪽에 있는 산비탈 밭으로 갔다. 고구마를 캐려면 먼저 온 밭을 덮고 있는 줄기를 걷어내야 한다. 그것은 내 담당이어서 낫을 들고 줄기를 걷어나가기 시작했다. 간혹 쥐들이 도망가기도 했고

밭에는 너구리와 작은 설치류들이 많이 다녀간 흔적들이 있었다. 줄기를 걷어내는 것이 힘드니까, 마누라도 도왔다. 우리는 그 날 저녁 무렵까지 고구마를 캐고 나머지는 다음 날 캐기로 했다. 이틀에 걸친 고구마 작업을 마치고 우리는 도회지에 있는 아파트로 돌아왔다. 그리고 한 3일이 지났을 것이다. 마누라가 갑자기 얼굴에 열이 오르고 가렵고 몸살이 난다며 눕는다고 하는 것이다. 그때 고구마를 캐고 한 것이 무리했어! 몸살이 난 모양이구나 이렇게만 생각했다. 그런데 2~3시간 후에 일어났는데, 얼굴에 열이 많이 오르고 온몸에 붉은 반점이 돋아나고 춥기도 하고 가지각색의 반응을 나타내기에 옷을 입고 곧장 대구에서 유명한 피부병원으로 갔다.

쓰쓰가무시병이 아니냐고 의사에게 물었더니, 좀 더 지켜보자며 주사를 맞고 약을 지어 집으로 왔다. 주사약이 독하였는지 조금 있다, 이내 다시 잠이 들었다. 그런데 몇 시간 자지 못하고 일어나니 이번엔 더 심해지는 듯하였고 주사와 약이 너무 독하다고 호소했다. 그래서 다음 날까지 약을 복용한 후 이번엔 선배분이 잘 아신다기에 내과병원으로 갔다. 거기서는 혹시 어패류를 잘 못 먹은 것이 없느냐고 물었고, 또 주사를 맞고 약을 지어 가라고 했다. 마누라는 어제의 주사 쇼크에 혼쭐이 나서 주사는 거절하고 혹시나 싶어 약을 지어 왔다. 그 약도 아주 독한 모양이었다. 얼마 있지 않아 그대로 누워버리고 붉은 반점이 온몸과 얼굴로 다시 올라왔다, 샤워하면 조금 줄었다, 시간마다 반복되는 듯했다. 다음 날 다시 피부병원으로 갔다. 이번에 약을 달리 지었다면 처방을 받아 왔다. 그래도 차도가 없고 점점 심해지는 듯하였다. 그때, 알았다. 아! 이것은 현대의학으론 치료가 안 되겠구나 싶었다.

한 이틀이 지나 도토리를 구하여 삶아서 그 물을 마시게 했다. 약간은 차도가 있는 듯도 했지만 증상은 마찬가지였다. 그래서 며칠 지나 산으로 가서 오배자 나무를 베어 와서 그 물을 삶아 마시게 했다. 그것도 약간의 차도가 있었지만 커다란 효험은 없었다. 나는 이때 또 엉뚱한 생각을 했다.

몸에 열이 자꾸 나니 열은 열로 다스린다는 말이 있듯이 이번에 옻나무를 구해 와서 그것을 삶아 먹게 했다. 그랬더니 차도는 없고 옻이 더하여 몸이 엉망이 되는 듯했다. 그래서 이번엔 탱자를 구해 와서 그것을 삶아 마시고 몸에 바르게 했다. 그래도 별 차도가 없고 한두 달이 지나가 버렸다. 그런 와중에 나는 책을 쓰기 위하여 다른 책들을 열심히 읽고 있었던 중이었는데, 유럽에서 피부질환에 가끔 쓴다는 그 달맞이종자유를 알게 되었다. 곧바로 대형 할인점으로 가서 그 제품을 사 왔다. 나에게 있는 환제랑 함께 먹게 했는데 다음 날 바로 좋아지는 것이었다. 마치 언제 그랬냐는 듯한 그런 황당한 일이 벌어지는 것이었다. 그리고 그것을 꾸준히 복용하였다.

나는 참으로 귀한 경험을 하였고 참으로 귀한 것을 또 알아내게 된 것이었다.

마누라의 엄청난 임상시험에서 또 하나의 의학의 진실을 깨우치게 된 것이다. 이것은 아직도 현대의학(전세계를 통틀어)이나 한의학, 어떤 의학도 가을철 쯔쯔가무시에 대한 치료법을 모르고 있는데, 운이 좋아 나는 알아내었다. 그다음 해도 고구마를 캤지만 면역력이 좋아졌는지 그런 쯔쯔가무시 병은 달려들지 않았다. 그런데 이번에 그다음 해에 후배가 버섯 따러 산에 놀러 갔다가 마누라와 비슷한 쯔쯔가무시 질환이 발병한 듯하였다. 그 후배는 나의 방법을 믿지 않고 병원에 입원하여 거의 한 달간 치료를 받았고 또, 집에서도 오랫동안 엄청 고생하였던 것으로 전하여진다.

피부 조직도 우리들이 먹는 음식들을 영양소로 하여 만들어지는 것이다. 옻이나 옴... 등과 같이 외부적으로 옮겨진 피부질환이 아니라면 각종 피부병도 혈액이 탁하고 면역력이 떨어지니까, 발병하는 것이다. 그러니까 음식을 잘 섭취하고 운동을 많이 하고 건강을 평소에 다져놓아야 함을 잊으면 안 된다. 아프고 나면 그때는 많은 댓가를 치러야 한다.

피부가 고와지려면 과일과 채소를 즐겨 먹읍세~

의학이 어떻게 나에게 왔을까?

의학이랄까? 의술이 내게 온 것은 어쩌면 운명이 아니었을까? 그렇게 추측해 본다.

단순히 먹고 살기 위한 수단이었기보단 수학적으로나, 과학적으로 증명할 수 없는 부분이 없지 않다.

나는 어릴 적부터 많이 아팠다.

오늘은 여기, 내일은 저기, 일 년에 절반 정도 감기와 기침을 달고 살았고, 다리가 아프다가, 자주 체하고, 머리가 아프고, 다시 배가 아프고, 기침을 많이 하여 목에서 피가 올라올 정도이었다. 결국 시골에서 도회지 중학교에 진학 후 건강 검진에서 폐결핵이란 확진을 받고 치료를 1년 넘게 받았다.(1년 이상 매일 토종꿀을 복용한 것이 폐결핵의 결정적 치료 효과였다고 봄)

젊음이 넘쳐야 할 30대 초반에는 간 기능 검사에서 GOT, GPT가 320이 넘나들곤 했다.

나는 머리가 좋지 않고 뭘 잘하는 것이 없었다. 공부나 미술이나 운동이나 음악이나, 뛰어노는 것조차 잘하지 못했다. 어릴 적 겨울

방학 때 산에 나무를 하러 가면 내 지게 위의 나무는 삐뚤게 얹혀 있어 산길을 내려오다 비틀거리며 자주 길옆으로 넘어지곤 했다.(링컨 대통령도 그랬다고...) 친구들은 단 한 번도 넘어지지 않는데...

남들은 몇 번만 보고 배우고 익히곤 했는데, 나는 남들보다 열 배 더 해도 배우고 익히지 못했다. 그러다 곧 아프고, 괜히 가슴 조이는 일이 많았다. 뭔가를 하면 늘 실수 투성이었고, 깨어지고, 부서지고... 좀 모자라는 저능아처럼 2%가 부족한 그런 아이이었다.

하지만 나는 책 읽는 것은 좋아한 것 같다. 이것이 유일한 나의 장점이었다. 또한 고2 때까지 고기를 먹지 못하였고, 그래서 그런지 길에서도 갑자기 혼수상태가 되어 눈을 뜨니 병원이었다. 2번...

군대와 학교 졸업 후 직장 생활도 여러 회사를 전전하였으며 결국 간 기능이 나빠 30대 초반에 직장을 퇴사하지 않을 수 없었다. 나는 40세까지 많이 아팠다. 그러나 인생에서 내가 38세가 되었을 때, 의학과 의술이 스스로 나에게 찾아온 듯하다.

남들은 의과대나 한의대를 진학하여 의학도가 되었지만, 나는 공부를 잘 하지 못했다. 그런데도 의학이 거꾸로 날 선택하여 찾아온 듯함을 가끔 느낀다.

만약 내가 명문대 의과대학을 졸업하고 전문의(專問醫)가 되었다면 수술을 잘하고, 양약을 잘 처방하여 매스컴에도 나오고, 명예와 부를 축적해 유명 의사가 되었을지도 모를 일이다. 또한 내가 금수

저로 태어났거나 다른 운명이었다면 이 길에 머물지 않았을 것을...
운명~~

간 기능 회복에서 나는 세상 어떤 의학이나 의술에도 밀리고 싶
지 않다.

당뇨병에서 세계에서 가장 잘 된 이론을 터득해 있다고 느껴지
며, 또 그 치료법은 더욱 뛰어난 듯하다. 고혈압을 약물 없이 정상
으로 회복시킬 수 있는 것은 현대의학의 한계를 너머 있다고 본다.

갑상선, 각종 암, 무릎이 아플 때, 구안와사가 왔을 때, 뇌졸중,
신장질환, 심장병...

내게서 좋아져 갔던 분들이 입이 아프도록 이야기를 해도 믿지를
않는다는 것이다. 어떤 병원이냐? 한의원이냐? 묻고 또, 라이선스
가 있느냐...? 결론은 이상한 민간요법자라며 외면하고 오지 않는
다. 그러다 유명 병원에서 한계에 부딪혀 목숨이 경각에 이르러 찾
아오는 이들도 더러 있다.

온 세상을 돌고 돌아와서는 돈을 잃고, 건강을 잃고 때가 늦어 바
른길을 찾았다면서 후회하는 이들도 더러 있다.

분명한 것은, 의학과 의술도 많은 경험과 공부와 세월이 쌓여야
만 깨우침을 얻을 수 있다는 것이다.

우리 몸은 음식과 호흡, 이 두 가지로 만들어지고 유지해 간다.

의술과 약, 의사들이 존재하는 이유는 몸속에 독소와 노폐물들을
제거하고 혈액과 체액(림프액)을 맑게 하고자 하는 것에 있을 뿐이
다.

나는 장사를 잘하기 위하여 공부했고, 손님들이 매번 질문하니 어쩔 수 없이 쫓기어 공부했고, 생사를 넘나드시던 분들의 도움이 있었고, 시장에서 생선 파는 할머니께서도 엄청난 도움이 되었고, 산천초목과 날아다니는 새들에게서조차 도움을 얻었다.

세월이 많이 흘러 또 흘러, 후세에 내가 어떤 의학을 펼쳤고 사람들에게 어떻게 도움이 되었으며, 나의 방법들도 후세들에게 전해질 수 있으리라 짐작해 본다.

내 친구는 자동차가 어디가 고장이 났는지? 소리만 듣고도 알아낼 수 있듯이 나도 전화 목소리만 듣고 간이 나쁜지 알아낼 때가 있고, 눈을 가리고 악수를 해도 간이 많이 나쁜 사람들을 구별할 때도 없지 않다. 그 친구가 고장 난 차를 잘 수리를 하듯이, 나도 고장 난 사람들의 인체를 잘 수리한다고 자부한다. 이것은 머리나 공부가 아닌 순전히 많은 경험에 의한 것이었음을 새삼 느낄 뿐이다.

강연이 끝나거나, 사람들이 찾아와선 가끔씩 묻는다. 선생님 어떻게 이렇게 공부를 하시게 되었냐고...?

암 환자들은 내가 암(癌)에만 대처를 잘하는 줄 생각한다. 심장병 환자들은 내가 심장 질환에만 잘 대처하는 줄로 안다. 당뇨병 환자들은 내가 당뇨병만 잘 대처하는 줄 알며, 신장이나, 뇌졸중(중풍) 환자들은 내가 신장이나 중풍에만 잘 대처하는 줄 안다.

그런데 그 많은 질병을 어찌 혼자 잘 대처를 할까?

그것은 혈액이 탁하고 림프액이 나빠지고 핏찌거기와 콜레스테롤이 많고, 몸속에 독소와 노폐물들이 많아 그러함을 모르며, 그들을 제거하면 몸속의 면역력들이 살아나고 세포들이 회복하여 질병을 스스로 물리친 것인데, 모르고 하는 소리다. 그리고 환자의 마음을 헤아려 마음속의 병을 잘 다룰 수 있어야 한다고 본다.

다시 말해, 몸속의 독소와 노폐물, 기생충들을 잘 섬멸하고 혈액을 맑게 하면 만병에 통하는 것이다.

의학의 근본은 굶고, 토하고, 설사하고 땀을 나게 하는 것에 있다. 이것을 [사병법]이라 한다.

그 외에 전부 대체의학인데, 그 뜻을 바르게 알고 있는 이들이 거의 없는 듯하다.

나는 근본에 충실하기에 다른 의술이나 의학보다 효과적이지 않나 생각한다.

그리고, 현대의학이나 한의학이 질병 치료의 완성도가 높아 질병들을 정복했다면, 나의 직업도 분명히 바뀌어 있었을 것이다 도처에서 침을 놓고 뜸을 뜨고 갖가지 민방 의술을 가진 사람들... 젊은 세대들이 인정하지 않는 대체의학자들도 자연히 도태되고 없어졌을 것이다. 다른 분들은 몰라도 나를 여기까지 올 수 있게 한 것은 나를 신뢰하고 찾아주시는 분들이 있었기 때문이다. 그분들 중에는 자식들이 유명 병원 닥터나, 한의사를 둔 분들도 없지 않다.

그분들은 말한다. "검진은 자식이 근무하는 병원에서~ 치료는 박 선생이..."

의학은 진실... 의술도 사람들에게 진정으로 도움이 되어야 하는 것이다.

세상에는 믿기지 않는 현대의학이 모르는 그러한 비상한 비법들이 곳곳에 있는 듯하다.

구안와사가 발병하면 현대의학보다 더 나은 방법들이 있고, 흰머리를 자연적으로 검은 모발이 자라나게 할 수 있으며, 비염이나 감기, 폐기관에 많은 도움이 되는 그러한 비방도 있고, 치루를 수술하지 않고 치료를 하는 방법도 있으며, 다리가 아플 때도 많은 도움이 되는 약초가 있다.

머리를 감을 때도 비누나 샴푸를 사용하지 않고 머릿결을 보호하며 비듬까지 줄일 수 있는 방법도 있었다.

아토피를 약품을 사용하지 않고 치료할 수 있는 방법들도 있다. 모두가 놀라운 방법이요, 화학적인 약품을 사용하지 않아도 된다는 것이 더욱 장점이다. 그리고 우리들이 모르는 무궁무진한 약초와 의술, 비방들이 여기저기 숨겨져 있고, 전해지지 못 하고 사라지는 것을 생각하면 안타까움이 산이 되어 밀려온다.

나 자신은 몰라도, 내 아닌 많은 사람들을 100세까지 건강하게 삶을 살 수 있게 할 수 있겠다는 자신감이 든다.

나는 히포크라테스나 편작, 허준이란 분이나, 현대 의학과 한의학을 넘어있다는 자부심이 가끔씩 연기처럼 피어난다. 그래도 경험과 공부가 부족하고 배가 늘 고프다.

시간이 더하면 좀 나아지려나...?

만병은 같다! 단지 발생 부위가 다를 뿐이다!(만병동일설). 이것이 나의 지론이다.

[治病必求于本] "질병을 치료함에 있어서 반드시 그 근본을 찾는다." 나는 이 말을 귀하게 여기고 나의 모토(신조)로 삼고 있다.

나도 나 자신에게 가끔씩 묻는다.

의학이 어떻게 나에게 왔을까?

심장병과 신장질환

심장에 이상이 발병하는 원인은 비만, 고지혈, 노화된 혈소판과 백혈구의 찌꺼기, 좁아진 혈관, 고콜레스테롤, 양약 복용, 코르티솔, 적혈구의 연전 현상들(혈전)... 등이다.

심장병에 가장 큰 원인은 잘못된 식생활이며, 다음은 스트레스, 다음은 운동 부족, 그다음은 양약의 장기간 복용... 등이다.

모든 화학적인 약들은 심장과 신장에 크게 악영향을 주며, 다음은 잘못된 식생활, 그리고 스트레스이다. 당신이 어떤 것을 즐겨 먹었느냐에 따라 심장병이나 신장병에 걸릴 확률이 높다.

여기에도 예외 없이 나의 질병 발병 공식을 적용해 본다.

유전 7, 운동 부족 10, 잘못된 식생활 30, 스트레스 40, 환경 및 기타 13...(%)

심장병의 종류는 심근경색, 협심증, 심비대증, 부정맥, 판막이상증... 등등이 있다.

이러한 질병들도 아직까지 심장 기능을 근원적으로 치료하는 약이나 방법이 없다는 것이다.

원인을 봉합, 완화하는 방법밖에 없다. 심근경색일 때 스텐트 수술이나 각종 시술도 행해지고 있지만, 그 원인을 바르게 제거하는 것과는 거리가 멀다. 그리고 흥미로운 사실은 심장이 좋지 않으면, 거의 대부분 신장도 나빠지고, 신장이 나빠지면 심장이 나빠진다. 그래서 두 관계를 '심신증후군'이라 칭한다.

현재 아스피린을 비롯하여 혈액순환제, 혈전용해제, 혈관확장제... 등등이 사용되고 있으나, 이들은 엄청난 부작용을 갖고 있다.

심장병이 발병하고 나면 사람들이 대부분 건강에 많이 조심한다. 다시 말해 근원 치료가 이루어지지 않기 때문이다. 환자는 늘 조심하며 심한 운동이나 노동, 모든 행위가 조심스러워진다.

의학이 바르지 못하고 누구 하나 치료의 참된 길을 모르고 어둠을 헤매고 있는 것이다.

많은 이들이 심장병으로 죽어가고 있다.

나는 세계 의학계가 하지 못하는 근원 치료를 이야기하고 싶다.

물론 심근 경색이 왔는데, 근원 치료를 운운하면 환자는 죽음으로 내몰릴 수 있다. 심근 경색이 오기 전에 미리 막을 수 있는 예방법과 수술 후의 대처법을 이야기하는 것이다.

첫째, 평소에 올바른 식생활을 하는 것에 있다.

저녁에 육류를 먹지 않기, 패스트푸드 인스턴트식품 같은 정크푸드 피한다.

둘째, 장, 간, 신장 등을 정기적으로 청소한다.

몸속을 정기적으로 청소하지 않았기 때문에 심장병이 발병했다고 주장하고 싶다.

셋째, 운동

넷째, 사혈

음식을 올바르게 먹으면, 콜레스테롤이나 고지혈이 줄어들고 혈액이 맑아지며 심장병의 발병을 확연히 줄일 수 있고, 또 수술한 사람들도 재발을 막기 위하여 위와 같은 방법을 행해야 할 것이다.

기름진 음식을 피하고 튀긴 음식, 구운 육류, 인스턴트식품, 패스트푸드 같은 식품들을 피하며 채소와 과일을 많이 먹고, 몸속을 정기적으로 청소하고, 사혈도 가끔씩 받고, 많이 걸으면 저절로 심장병이 대부분 좋아질 것이다.

코끼리도 열심히 살고, 사자도 열심히 살고 있다. 주어진 수명이 거북이는 400년, 코끼리는 60년, 사자는 18년 정도... 그것은 내부의 구조와 심장 박동의 정함, 먹거리... 등에서 생명의 한계가 정해진다. 그러나 그들의 심장은 죽음이 임박해 올 때까지 튼튼하다. 그것은 조물주가 정해준 음식을 한결같이 먹기 때문이다. 그것이 의학이요, 치료요, 예방법이다.

어떤 이론에 의하면 지구 상 모든 포유류의 심장은 15억 번을 뛰고 나면 멈춘다고 한다. 이것은 덩치가 큰 코끼리나 덩치가 작은 쥐에게도 해당하며, 코끼리는 평균 수명이 60년, 쥐는 2~4년을 예상하면 코끼리는 1분의 심박동수가 50~60 정도이며 쥐는 1분에 엄청난 숫자로 심장 박동이 일어난다고 볼 수 있다. 인간도 여기에 포함되므로 심장이 15억 번 이상 잘 뛸 수 있도록 노력해야 할 것이다.

그리고 흥미 있는 진실은, 여성들은 임신이 가능한 가임기간(可姙期間)에는 좀처럼 발병하지 않는 질병이 하나 있다. 그것이 어떤 질병일까? 그것은 바로 '심장병'이다.

왜, 임신이 가능한 여성들에게는 심장병들이 좀처럼 발병하지 않는 걸까? 그것은 생리 현상 때문이다. 한 달에 한 번씩 치르는 생리 현상 때, 몸속에 있는 나쁜 콜레스테롤이나 유해 성분들도 몸 밖으로 빠져나오기 때문에 심장병이 쉬이 발병하지 않는다. 자식을 낳고 기를 수 있도록 그런 위험한 질병이 발병치 않도록 코드를 미리 만들어 놓았다고 한다. 얼마나 신(神)들이 훌륭한지 의학을 공부해 보면 신비로움이 엄청나게 많다. 그리고 위와 같은 사실을 곰곰이 생각해 보면 심장병에 어떻게 대처해야 할 것인지 하나의 방편을 얻을 수 있다. 이럴 때 남성들은 일찍부터 가끔씩 장, 신장, 간을 청소해 주면 되는 것이다.

튀긴 닭고기나 튀긴 음식들을 계속해서 먹으면 머지않아 뇌졸중이나 심장 질환이 발병할 것이다. 또한 장어, 멍멍이 고기, 소고기... 등을 자주 많이 섭취하면 심장병에 쉽게 걸리게 된다. 콜레스테롤이나 고지혈을 막기 위해선 푸른 채소와 과일, 양파를 자주 섭취할 것을 주문한다.

화학적인 양약(아스피린, 혈전용해제, 이뇨제...) 등등은 인간이 만든 화학적인 제품이다. 이것이 궁극의 심장 질환을 치유하는 것은 아니다. 심장에 이상이 있어 스텐트 수술을 한 사람들이 더러 계신다. 그러나 그러한 사람들도 양파를 자주 먹어야 하며, 육류를 삼가해야 한다. 특히나 저녁에 절대 육류를 섭취해서는 안 되며, 문어나 오징어 같이 혈액이 없는 바다 해물을 권한다.

심장병에도 장, 간, 신장 등을 반드시 청소를 해야 한다. 그리고 금진옥액도 필요하다고 본다.

위와 같이 행하면 얼마 지나지 않아 심장이 튼튼해진다는 것을 스스로 느끼게 될 것이다.

이것이 많은 이들의 심장을 구할 수 있는 구심제가 되길 바란다.

그리고 나의 심장과 신장에 관한 제품도 권하고 싶다.

"아침과 점심의 육류 섭취는 에너지원이 되지만, 저녁의 육류 섭취는 질병과 명(命)을 재촉받게 될 것이다."

심장 질환에 문제가 있어 양약을 복용하고 계시는 분들이 의외로 많다. 근원 치료가 아니고 다른 질병들을 촉발하고 인체를 서서히 망가지게 할 뿐이다.

장, 간, 신장... 등을 청소하고 올바른 식생활을 하며 운동을 적절하게 잘해 보시라~ 놀라움을 느끼게 될 것이다.

[얼마 전에 70세 되신 분이 왔었다. 2020년 4월 19일 심장의 혈관에 플라크가 있어 수술 날짜를 잡아 놓았다고 했다. 또 처음 만났을 때도 숨소리가 좋지 않고 힘들어했다.

나는, 그분에게 장, 간, 신장 등을 청소케 했다. 그리고 혈압약, 당뇨약, 고지혈증약, 아스피린, 우울증약, 수면제... 등을 끊을 것을 주문했다.

1차 청소를 하고 난 뒤에 많은 양약을 끊으셨다. 그랬더니 며칠 지나 머리가 어지럽다고 전화가 왔었다. 나는 곧바로 수지침으로 손가락을 사혈 할 것을 권했다. 그런 후에 머리가 어지러운 것이 없어졌다고 한다. 또 다음 날에는 눈이 많이 맑아지더니 또 침침하고 갑갑하다고 하신다. "당의 수치가 높아져 그러합니다. 운동을 많이 하셔요." 했다.

2시간쯤 지나 전화를 드렸더니, 운동을 1시간 정도 하고 나니 눈이 밝아졌다고 하신다.

그러시더니, 4월 19일의 심장 수술 날짜를 미루어야겠다고 하신다. 그만큼 건강이 호전되고 있음을 짐작할 수 있다. 그러나 심장에 통증이 있으면 즉시 119를 부르심이 좋을 것이라 전하였다.

현대의학이 상상을 하지 못하는 일이다. 모두가 위험한 일이라고 두려워만 했다.

그러나 나는 위험 요소들을 조목조목 현대의학을 훨씬 뛰어넘는 요법을 행하고 있고, 그분은 매우 좋아하고 계신다.]

*심장병의 증상

1) 식은 땀 : 심근경색의 흔한 증상 중 한 가지는 식은땀이 나는 것이다. 그냥 가만히 앉아있어도 운동한 듯이 땀이 흘러내릴 수도 있다. 식은땀의 심장질환 자가 진단을 해 보세요.

2) 무기력감 : 심근경색에 걸려있거나 협심증에서 심근경색으로 이행되는 경우에는 심각하게 무기력감이 느껴진다고 합니다. 심할 때는 어떤 여성이 종이 한 장조차 들 힘이 없다고 했다고 합니다.

3) 숨가쁨 : 평상시에 숨이 가쁘면 천식이나 폐기종이 원인이라고 생각이 듭니다. 맞는 말이지만 심부전이나 심근경색도 그러한 숨가쁨 증상이 있다는 거 알아두시고 심장질환 자가진단을 해 보시기 바랍니다.

4) 식욕감퇴 : 심근경색이 있으면 속이 메스꺼우면서 식욕이 감퇴됩니다. 심부전증 원인 중의 하나는 복부팽창인데, 이것이 식욕에 영향을 미치게 됩니다. 식욕감퇴로 심장질환을 자가진단할 수 있는 증상 중 한 가지 입니다.

5) 기침 및 천식 : 기침을 반복하여서 하거나 쌕쌕거리는 천명이 반복되면 심부전증을 의심하는 것이 좋습니다. 심장질환 중 심부전의 증상에서 그러한 현상이 나타나는데 심부전이 있는 사람들은 때로 피가 섞인 가래를 내뱉기도 한다.

6) 현기증 : 부정맥이 일어나면 현기증이나 의식불명 증상이 나타나기도 합니다.

7) 급격한 심장발동 : 현기증이나 무력감, 숨 가쁨 같은 증상들과 함께 나타나는 급격하고 비규칙적인 심장박동은 심부전증이나 심근경색, 부정맥의 증상일 수 있으니 심장질환 자가진단을 할 때 이러한 증상도 생각해 두어야 합니다.

인터넷 검색 창에서

심장이 나빠지면 육식을 줄이고 채소와 과일... 등을 섭취하며 걷기 운동을 열심히 해야 한다.

그리고 반드시 장, 간, 신장 등을 청소하고 금지옥액도 받아보실 것을 권한다.

스탠드 수술이나 시술을 했던 사람들도 잘 관리하면 건강한 삶을 오래오래 누릴 수 있으리라!

＊다음은 신장(콩팥) 질환에 대하여 알아보기로 하자.

100세 시대를 논하고 있다.

백세건강의 근원은 신장이 좋아야 할 것이다.

신장은 매일 몸속의 나쁜 물질들과 노화되고 파괴된 혈액과 림프액 등을 정화하여 소변으로 만들어 배출시키기 때문이다.

신장의 기능이 떨어지면, 고혈압, 이명, 요통, 류머티즘, 얼굴이나 손, 다리가 자주 붓고, 건망증이 심해지고, 성 기능이 저하되고, 면역력이 떨어지고... 만수무강을 저해하는 요인들이 즐비하게 나타난다.

밤에 소변을 자주 보거나 아침에 얼굴이 자주 붓는 경우도 신장 질환을 의심해 봐야 할 것이며, 이유 없이 몸이 마르는 경우에도 신장 질환을 의심해 봐야 하며, 잠을 잘 이루지 못하는 것도 대부분 신장의 기능이 떨어진 탓이며, 피부가 자주 가려운 것도 신장이 나쁜 경우가 있고, 하지정맥류가 있을 시에는 신장의 기능이 많이 약하다고 보면 거의 정답이 될 것이다.

나는 신장을 청소케 하는 제품을 만들었다.

액기스로 되어 있는데, 목통, 택사, 옥수수수염, 노근(갈대뿌리)... 등등을 넣는다.

이 제품을 복용하면 소변을 볼 때 한꺼번에 많은 양의 소변을 시원하게 볼 수 있다. 그리하면 뱃살이 가벼워지는 듯하고, 눈이 맑아지는 듯하며, 머리가 맑아지는 듯한 느낌이 들고 몸 전체가 가벼워지도록 포커스를 맞추었다.

신장병을 일으키는 원인을 현대의학은 원인 불명... 이것 역시 치료 방법이 없는 불치병이라 명시한다.

내가 신장병 환자들을 경험해 보니, 신장병을 일으키는 원인은 첫째, 양약의 장기 복용, 정크푸드, 고지혈, 튀긴 음식, 구운 육류, 스트레스, 과로... 등등으로 인하여 신장의 기능이 떨어지는 것임을 짐작케 할 수 있다.

신장의 기능이 떨어지면 고혈압이 발병하고 이명(耳鳴)이나 청각의 기능이 떨어지며 뇌의 혈관이나 세포에 이물질과 노폐물들이 쌓여 치매가 올 가능성이 높아진다.

기억력이 떨어지고 뇌의 용량이 줄어들며 뇌의 질병들이 대부분 신장의 기능이 나빠져 발병한다. 왜냐하면 신장의 기능은 인체의 노폐물들을 걸러내는 필터 역할을 하는 더없이 중요한 정화 기관이다. 신장에서 노화된 혈액이 걸러지는데 그 기능이 잘 이루어지지 않는다면 그 노화된 혈액이 온몸을 떠돌게 되고 그 노폐물과 독소가 위(上) 쪽으로 모이고 많이 사용하는 부위로 몰리니 뇌가 손상을 받게되기 때문이다.

혈압이 높은 사람, 이명이 있는 사람, 몸이 자주 붓는 사람, 밤에 소변을 보러 자주 일어나는 사람, 요통이 있는 사람... 이런 사람들은 신장이 나쁜 사람들이다. 또, 레닌(Renin)에 의해서 안지오텐신이라는 호르몬이 형성되는데 이것이 많아지면 혈압이 올라간다. 그래서 혈압약 중에는 이뇨제가 대부분이고 안지오텐신이라는 호르몬을 차단하는 약도 처방 된다.

소변 검사 후 신장 질환 의심이 나왔다면 혈뇨나 단백뇨가 검출되었을 가능성이 높으며, 가끔씩 신장이 정상인데도 혈뇨와 단백뇨가 나오는 경우가 있다고 한다.

소변이 짙은 갈색이거나 핏빛에 가까운 혈뇨가 나오는 것은 신장에서 만들어진 소변이 방광과 요도를 지나 배설되는 과정에서 출혈이 있다는 증거이기 때문에 '사구체신염' 같은 신장병이나 요관결석, 방광암, 전립선염 등의 비뇨기질환이 원인일 가능성이 높다.

소변을 자주보고 그때마다 통증과 혈뇨가 있다면 신우신염이나 방광염 같은 세균 감염일수도 있으며 소변의 색깔이 붉었다가 괜찮아지기를 반복하면 신장암이나 방광암일 수도 있다고 한다.

소변의 양이 갑자기 많아지거나 반대로 줄어드는 경우나 거품이 많은 소변도 좋지 않고, 신장의 기능이 떨어지면 소변으로 단백질이 빠져나와 소변에 거품이 많고 탁해지는 경우가 많다. 물론 건강한 사람일지라도 일시적으로 음식에 의하여 소변에 거품이 많이 생길 수도 있지만 이같은 증상이 계속된다면 검사를 받고 신장을 크리닝 할 필요가 있을 것이다.

만성신분전증의 원인은 당뇨병성 신장질환(41%), 고혈압(16%), 사구체염(14%) 등이다. 심부전의 초기에는 별다른 증상을 느끼지 못하지만 신장 기능이 저하되면서 피로, 가려움증, 식욕부진 등의 요독증상이 나타난다. 말기 신부전증에 이르면 호흡곤란, 식욕부진, 구토 등의 증상이 나타나며 심해지면 혈액투석이나 신장 이식 등의 치료를 받지 않으면 정상적인 생활을 할 수 없는 상태가 된다.

＊신장질환과 연관된 주요 증상
1) 부종, 특히 눈 주위, 발목이나 손목
2) 하부요통이나 옆구리 통증
3) 배뇨(배뇨)시 통증
4) 콜라 빛 및 포도주 빛 소변
5) 고혈압
6) 배뇨 횟수 이상 또는 소변 색깔 변화

＊신장질환이 의심되면 다음 사항을 체크해 보세요.
1) 혈압이 높거나 저혈압이 있다.
2) 몸이 붓는다.(부종, 다리, 얼굴, 손, 발목, 손목...)
3) 소변보기가 힘들고 아프다.
4) 소변에 혈뇨가 보이고 거품이 많다.
5) 배뇨 횟수 이상 또는 소변 색깔 변화
6) 밤에 소변을 자주 봐 잠을 설친다.(신부전증의 초기 증상으로 야뇨증이 생긴다.)
7) 옆구리가 자주 아프다.(하부요통, 옆구리 통증)

8) 입맛이 없고 구토가 나고 몸이 가렵다.(요독증으로 인한 소변에 있는 독소가 몸 속에도 남아 있어 나타나는 증상)

신장의 기능을 회복하기 위해서도 먼저 음식을 올바르게 바꾸어야 함을 빼놓을 수는 없다. 그리고 장과 간을 청소하여 신장에 부담이 덜 되도록 윗물을 깨끗이 한 후 신장을 청소해 볼 것을 권한다. 물론 운동을 하고 사혈도 때때로 필요하다고 본다.

정기적으로 신장도 청소하여 늘 활력적인 사람이 되고 90세가 넘어도 항상 건강하시길...

간이 나빠지면

간의 기능이 떨어지는 원인은 간염 보균, 지나친 음주, 양약의 장기 복용, 잘못된 식생활과 운동 부족, 스트레스... 등등을 꼽을 수 있다.

간의 기능이 떨어지면, 회복시키는 약들도 아직 개발되지 않았다는 것이 안타까운 현실이다. 그런데도 불구하고 간질환에 쓰이는 약들이 많다.

바라쿠르드, 비리어드, 헵세라, 고덱스, 제픽스, 인터페론, 아데포비어... 이러한 약들은 치료제가 아니며 간 수치는 떨어뜨리나 장기간 복용하면 간 기능이 오히려 더 나빠진다. 양약으로 간 질환을 치료한 사례는 거의 전무하다. 처음에 한 가지 약을 복용하다 내성이 생기면 두 가지 약을 혼합하여 복용하고 결국엔 복수나, 간성혼수가 발생하고, 나중엔 색전술을 하고, 간 이식 수술을 하고, 그러다 죽음으로 쫓겨가는 것이 간 질환 환자들의 병력 과정이다.

다시 말해, 약들이 부메랑이 되어 환자들의 간을 망치게 되는 것이다. 간장 약들이 가장 취약한 점은 신장에 테러를 가한다는 점이다. 그래서 신장에 악영향에 따라 화학성분의 증감이 정해진다는 사실을 우리는 알아야 한다. 간경화나 간암으로 돌아가신 많은 분들이 간장약을 많이도 복용하였다. 환자와 의사들의 열성이 오히려 해가 되었을 줄이야...!!!

간 수술 경험 수치가 세계적이라는 의사들도 있지만, 근본 치료와는 거리가 멀고 간 질환 환자들의 근원 치료 사례는 거의 없다.

약품과 수술로도 해결되지 않는다는 사실을 대부분의 의료인들도 알고 있다.

나는 간 기능을 회복시키는네, 어떤 의학이나 의술에도 뒤지고 싶지 않다. 의료 선진국이나 현대의학보다 여러 면에서 안정적이고 효과적이라 본다. 그렇다고 죽음에 임박한 간암이나 간경화 환자를 고칠 수 있다는 것은 아니다. 현재, 세계 의학 수준보다는 비교 우위에 있다고 본다. 또, 간염 환자들을 간경화나 간암으로 발전되지 않게 예방하는 것에도 어떤 의학보다 위에 있다 자부해 본다.

장, 간을 여러 차례 청소를 시키고, 어떤 음식을 먹어야 하고, 어떤 음식을 피할 것인가가? 절대적으로 중요한 변수가 된다. 그리고 많이 걸어야 한다.

나는 간 기능 회복에 도움이 될 제품을 만들어 놓았다.

쑥을 쪄서 말려 가루로 만들고, 뽕잎을 쪄서 말려 가루로 만들고, 민들레잎도 쪄서 말려 가루 만들고... 이런한 가루로 된 것을 장복을 하면 어떠한 의학이나 의술보다 도움이 될 수 있다. 때로는 액체로도 만들기도 한다. 필요하면 사혈도 받게 한다. 그리하면, 간 기능 회복에 많은 도움이 된다.

냄새를 맡거나, 눈을 감고 악수를 하면 간이 많이 나쁜 사람들을 알아낼 때가 있고, 전화 목소리만 듣고도 간이 나쁜 사람을 구별할 때도 있다. 지나가다 저 사람 간이 나쁘구나! 탁~감이 오는 경우도 종종 있다. 얼굴이나, 손, 혀 뒤나, 발목... 등등을 보면 더욱 정확히 간의 상태를 알아낼 수 있다. 이것은 머리가 좋거나 남다른 비상한 눈이 있는 것이 아니라, 많은 환자를 접하면서 저절로 알아지게 되었다.

몇 년 전에는 내 집에서 간경화 환자들 모임도 했었다. 그분들은 병원이나 한의원에서 치료 불가 판정으로 쫓겨난 사람들이다.

간이 나쁜 사람을 잘 찾아내는 것이 중요한 것이 아니라, 잘 치유될 수 있도록 하는 것이 중요하다. 그리고 환자들에게 바른길을 안내하고 바르게 도와야 한다.

또한 간이 나쁜 상태를 미리 예방할 수 있는 메뉴얼도 제시해 주어야 참된 의학이요 의술일 것이다.

[약 7~8년 전에 어떤 간 경화를 앓고 있는 아주머니가 왔었다.

그때 나이가 한 43세 정도이었을 것이다. 원래 B형 간염을 보균하고 있었고, 병원에서 비리어드와 제픽스라는 간염에 쓰이는 약을 두 가지 복용하는 상태였다. 처음에 한 가지 약을 복용하고 있었는데 계속 시간이 지나니 간 기능이 더욱 떨어져 병원에서 두 가지 약을 처방받아 복용하였는데 더욱 간이 나빠진 상태였으며, 한의학과 다른 많은 민간요법들을 행하여도 점점 나빠져 멘붕 상태에 있었는데 우연히 나의 책을 읽고 찾아온 것이었다.

남편은 나를 보더니 아주 불신을 했다. 얼른 가자는 듯이 종용을 했지만, 부인은 나의 책을 완전히 읽었고, 해 볼 수 있는 방법들은 다 했고, 행여 하는 마음으로 나의 이야기를 들었다.

그리고 나의 제품들을 구입하여 갔다.

양지환과 간청소 제품... 그리고 나의 중요한 정보들을 잘 챙겨서 갔다. 얼마 지나자, 자주 왕래를 했다.

물론 현대 의학이 하지 못하는 그 한계를 넘어 건강해졌다. 간염을 완전히 없애는 것은 나 역시 불가능 하다. 그리고 그 아주머니 나름의 건강법들을 더 많이 공부하고 노력하여 지금은 건강하게 새벽 장사를 잘하고 있다.]

[2009년 도쯤에 제주도에 매달 한 번씩 초청을 받아 간 적이 있었다.

그중에 간경화로 서울의 S대 병원에 치료하러 다니는 아주머니가 있었다. 나이는 60대 초반 정도, 얼굴이 검고, 눈이 노랗색이었다. 자주 체하고... 나와 인연이 닿은 후 그 여성분은 S대 병원의 처방 약은 모두 냉장고에 보관하고 나의 식품과 나의 요법을 행하였다. 그런데 8개월 지났을 때, 병원에서 정상 판정이 나오고, 거꾸로 병원에서 의사들이 묻더라는 것이다. 그런 경우가 거의 없기 때문이다. 그 여성분은 당당히 말했다고 한다. "나는 어떤 사람과 자연치유를 하면서 병원 약을 그때부터 전혀 복용하지 않았다. 나는 여기서 검진만 받았을 뿐…. 이다.

우리 부부는 가을에 제주도에 초청받아 가서 잘 대접을 받고 왔었다.]

의학과 의술이 바르고 진실하고 행해져야 한다.

＊간 기능이 떨어지면

첫째, 피로가 많이 쌓인다.

세상의 모든 의료진이나 의사나 일반인들도 간이 나빠지면 피로가 많아짐을 말한다.

그러나 왜? 그러한지 물으면 대답을 하는 의사도 아직 없다. 대답해도 올바르지 않은 이론을 펼칠 뿐이다. 그러나 나는 우연히 간이 나빠지면 왜? 피로한지 알게 되었다.

간 내부에는 혈관들이 없고, 통로로 되어 있다. 이 통로의 이름을 시누소이드 골이라고 부른다. 이 골짜기에 노폐물들이나 독소들이 쌓이면 피로가 만들어지기 시작하는 것이다. 그러면 초음파나 첨단의 기계로 들여다볼 수 있지 않나 묻지만, 간 내에 쌓인 노폐물들은 콜레스테롤이 많으며, 피부를 투여된 카메라로는 똑같이 그 노폐물들도 투과되기 때문에 카메라에 나타나지 않는 것이다.

시누소이드 골에 노폐물들이 쌓이면 영양공급이 어렵고, 몸속의 나쁜 물질들을 정화하지 못하니 몸이 쉽게 피로하고, 피로가 누적되는 것이다. 또한 화학적인 약품이나 기름진 음식이나, 정크푸드를 많이 섭취하고 운동을 하지 않으면 간도 반드시 나빠지게 된다.

둘째, 눈의 시력이 떨어지고 갑갑하다.

"눈은 간의 창이다." 이런 말이 있다. 이 말이 참으로 옳은 표현인 듯하다.

안구건조증, 백내장, 녹내장, 황반변성... 등 눈 질병의 원인 중 대부분은 간이 나쁘고 혈액이 탁한 원인임을 모두가 깨우쳐야 할 것이다. 그리고 자연적인 눈의 노화 현상도 간에 노폐물들이 많아 그러함을 깨우쳐야 한다.

눈병이 발병한 것은 노폐물들이 많이 끼었고, 혈액이 탁하여졌음을 깨우쳐 보세!

셋째, 소화 불량이나 속이 갑갑한 느낌이 자주 든다.

소화 불량이 잦고 자주 체하고 하는 것은 간이 나빠 그러함을 모르는 이들이 많다.

소화는 간이 한다는 편을 참조해 보시길...

넷째, 호르몬의 급격한 감퇴

호르몬을 만드는 기관은 인체에 여러 곳에서 이루어진다. 그러나 그 호르몬을 만들 수 있는 영양소는 간에서 영양분을 공급받아야 한다. 간의 기능이 떨어지면, 음식물을 대사시켜 인체 내부 전체에 골고루 영양분을 공급하지 못한다. 그러므로 호르몬의 생성이 급격히 떨어진다.

다섯째, 성질이 예민해지고 짜증을 잘 낸다.

성질이 예민하고 짜증을 잘 내는 것은 음식을 잘못 섭취하고 있는 것이며, 더 깊이 들어가면, 간의 기능이 떨어진 탓이다. 그 이유는 간이 나빠지면 독소 물질들을 쉽게 정화시키지 못하기 때문이다. 이리되면 분노조절 호르몬이 급격히 줄어든다.

여섯째, 밀가루 음식과 단 음식을 좋아하게 된다.

간이 나빠지면 딱딱한 음식을 멀리하게 된다. 육류의 섭취도 저절로 피하게 되고 소화를 잘 시키지 못한다.

그것은 간에서 위장 벽으로 영양을 공급해야 하는데 그것이 어려워지기 때문에, 쉽게 소화할 수 있는 밀가루 음식들을 즐기게 코드가 바뀌며, 단 음식을 좋아하는 이유는 당뇨병과 관계없이 포도당을 합성하고 흡수 처리되지 않기 때문에 간의 기능이 떨어지면 부드러운 음식, 물기가 많은 음식, 단 음식을 즐기게 코드가 바뀐다.

일곱 번째, 다리에 가끔씩 쥐가 나고 어깨와 등이 자주 결린다.

간의 기능이 떨어지고 신장의 기능이 떨어지면 다리에 자주 쥐가 난다. 그것은 혈액의 공급과 영양분의 공급이 원활치 않아서 그러하다고 본다. 사람들이 다리에 쥐가 자주 난다고 말하는 사람들 90% 이상이 간의 기능이 약하고 신장의 기능이 약함을 경험하였기 때문이다.

여덟 번째, 술이 잘 깨지 않고 취기가 오래 간다.

의학계는 말한다. 간은 인체의 최대 정화조라고... 온갖 영양분들을 제공함은 물론 인체의 나쁜 물질들을 걸러 담즙을 통하여 배출시키는 것을 두고 한 말일 것이다. 술을 많이 먹어도 아침에 쉽게 일어나고 정신이 맑으면 건강한 것이고, 전보다 아침에 일어나기 힘들고 술기운이 오래 가는 것은 간의 기능이 떨어졌다는 것을 의미하는 것이다. 이때 우루소데옥시콜린이란 성분을 복용할 것이 아니라, 장과 간을 먼저 청소하고 녹즙을 잘 마시면 큰 효과가 있다.

아홉번째, 혀의 뒤쪽을 보면 어혈이 많고, 깨끗하지 않고, 실핏줄이 있다.

열 번째, 기억력이 떨어지고 건망증이 자주 발생한다.

뇌의 기능은 간에서 올바른 영양분이 공급되어야만, 컨트롤타워가 정상적으로 행하여진다. 그러나 간의 기능이 떨어지면 영양의 공급이 줄어들고 이상한 물질들이 공급될 것이다. 이러하면 곧바로 기억력이나 총명함이 사라지며 건망증이 심해진다.

그래서 간이 나빠지면 방향 감각이 둔해지고, 눈의 시력이 저하되고, 몸의 밸런스가 깨어지는 것이다.

＊내 간의 자가 진단

1) 피로가 자주 쌓이고 아침에 일어나기가 힘들다.

2) 시력이 급 저하되고 눈이 뭔가 불편하다.

3) 소화불량(속이 자주 더부룩하고, 자주 체하고, 팥죽이나 자장면을 먹으면 물이 고인다)

4) 기억력이 떨어지고 건망증이 자주 발생한다.

5) 성질이 예민해지고 짜증이 자주 난다.(성질이 더러워졌다.)

6) 정력이 급격히 저하되고 생리 양이 줄어든다.(호르몬의 급격한 감소)

7) 다리와 어깨가 자주 결리고 쥐가 나고 등이 결리며, 근육통이 자주 있다.

8) 손톱과 발톱에 세로줄이 많다.

9) 밀가루 음식과 믹스커피 및 단 음식을 즐긴다.

10) 우측 옆구리를 동시에 쳤을 때 유독 오른쪽 옆구리가 매우 아프다.

11) 등과 배, 여러 곳에 고춧가루 같은 붉은 반점이 있다.

12) 혀의 뒤쪽을 보면 어혈과 실핏줄이 많고, 깨끗하지 않다.

13) 비린내 나는 음식과 육류를 피하고 싶다.

14) 몸이 자주 가렵고, 잔병치레를 자주 한다.

15) 변이 가끔 검고 소변이 누렇고 방귀의 냄새가 지독하다.

16) 술이 잘 깨지 않고 취기가 오래 간다.

17) 잇몸이나 코피, 출혈이 잦다.

18) 저녁에 잠이 잘 오지 않고 아침이면 잠에서 깰 수가 없다.

19) 손바닥에 붉은 반점이 있다.

20) 얼굴이 검고 눈의 흰자가 푸르거나 노란 색깔을 보인다.

21) 침(針)이나 주삿바늘에 굉장히 예민한 반응을 보인다.

위와 같은 증상 5개 이상이 해당하면 GOT나 GTP, 혈액 검사, C.T의 수치와 관계없이 간의 기능이 약해진 것이다.

간은 인체의 엔진이다.

간이 인체에 필요한 모든 에너지원을 공급한다.

장, 간을 청소하고, 음식을 바르게 섭취하고, 많이 걷고, 나에게 있는 천연의 제품도 많은 도움이 될 것이다.

이제부터는 간의 기능이 악화되어 죽음으로 쫓겨가는 사람들이 없어지기를...

뇌졸중(중풍)에 대하여

뇌졸중이란? 뇌가 계속 졸(卒)하고 있는 상태(中)란 뜻이다.

그러나 현대 의학적으로 뇌출혈과 뇌경색을 따로 구분하는 것이 현실에 맞는 표현이다.

뇌가 계속 졸하게 되는 원인은 혈액(산소)이 공급되지 않는 궁극의 원인 때문이다. 여기에는 또다시 세부적인 원인들이 있는데, 그것은 혈전(어혈)과 혈관의 협착에 있다. 그러면 어혈은 왜? 생성되며 혈관은 왜? 협착되는지 그 원인을 살펴볼 필요가 있을 것이다.

뇌졸중과 동맥경화의 원인은 공통적으로 혈전이 가장 크다.

혈전이 많아진 이유는 운동 부족, 잘못된 식생활, 스트레스... 때문이다.

혈액이 깨어져 뭉쳐져 있는 상태를 어혈(혈전)이라 부른다.

사실 노화된 혈액은 신장에서 잘 정화되어야 하지만, 량이 많거나 커지면 신장으로 흘러들지 못하고 몸속을 유영하게 된다. 이것이 암을 비롯 모든 질병의 원인이다.

그래서 뇌졸중에 가장 좋은 치료법은 사혈이라 본다. 머리, 귀,

코안, 혀밑, 다리... 등등에 반드시 사혈을 받아야 한다. 치료와 예방 차원에서도...

다음은 몸속을 청소해 주어야 할 것이다.

옛날에는 "중풍을 똥 병"이라 불렀다. 또한 전에 그러한 노인들의 이야기나 시골 동네 노인이 재래식 화장실에 갔다 오시다 넘어져 하루 이틀 지나 돌아가신 분도 있었다. 그때는 병원에 갈 교통이 없었다.

뇌졸중과 심장병은 원인이 동일하다는 것이 재미있는 팩트다.

머리에서 발병하면 뇌졸중, 심장에서 발병하면 심근경색...

어떤 전쟁에서 죽은 군인들의 혈관을 검사했는데 동양인은 늙은 병사들 조차 혈관이 깨끗하였고, 미국 군인들의 혈관에는 콜레스테롤이며 나쁜 물질들이 가득했다고 한다. 동양인 병사들은 평소에 육류의 섭취가 낮아 혈관이 깨끗하였고, 미국 군인들은 20대라도 혈관에 나쁜 물질들이 많았다고 한다.

나는 뇌졸중을 앓고 있는 사람들에게 늘 질문을 한다. "전에 개고기를 먹었습니까"

특이하게도 내가 질문한 뇌졸중 환자들 중에서 80%가 "네 " 라고 답을 했었다. 그래서 그 후로는 모두에게 될 수 있으면 개고기를 먹지 말 것을 주문하였다.

그리고 심장병을 앓고 있는 이들에게는 "소고기를 많이 먹었습니까?" 묻는다.

그러면 약 80%가 장어를 많이 먹었다고 답을 한다. 물론 소고기도 많이 먹었다고 답을 하는 이들이 약 50%가 넘는 듯하다.

뇌졸중... 혈액이 탁하고 스트레스를 심하게 받아서 발병한다.

스트레스를 받으면 혈관 속에 갑자기 나쁜 독소물질들이 많아지게 된다. 혈전(어혈, 적혈구의 연전현상)과 아드레날린 호르몬이 과다 분비되고 과립구가 많아지고, 활성산소와 젖산, 일산화질소 같은 나쁜 물질들이 높게 생성이 되기 때문일 것이다.

혈액이 탁한 것은 평소에 영양을 과잉 섭취했기 때문이다. 그것이 동물성이었기 때문이다. 채식 위주의 식생활을 많이 한 사람들은 뇌졸중이 쉽게 발병하지 않는다. 웬만한 스트레스가 있어도...

뇌졸중이 발병하지 않도록 예방하려면, 우리는 먹거리를 바르게 해야 한다. 그리고 장, 간, 신장을 정기적으로 청소하는 것도 잊으면 안 된다.

뇌졸중이 발병하고 나면 좀처럼 전처럼 온전한 회복은 어렵다. 그러나 뇌졸중이란 말의 의미가 그러하듯... 뇌가 계속 빠르게 졸(卒)하게 놔둬서도 안된다. 이럴 때 현대의학은 아스피린, 혈전용해제, 혈액순환개선제... 등등을 쓰지만, 그것이 또한 인체에 다른 나쁜 영양이 되기에 더욱 안타까운 일이다.

뇌졸중이 발병하고 병원 치료를 마친 후, 재활 치료를 할 때,

나는 말한다.

반드시 장, 간, 신장... 등을 청소하고 사혈을 받아 몸속의 독가스를 한 번쯤 배출시켜 줄 것을 권한다.

그리고 음식을 올바르게 섭취하고, 모든 이들이 권하는 걷기 운

동을 권장한다.

그리하면 어떤 의학이나 의술보다는 그 효과가 비교 우위에 있을
것이다.

고혈압과 저혈압

　고혈압의 원인은, 혈관 내에 고지혈, 고콜레스테롤, 플라크, 노화된 혈소판찌꺼기, 혈전(어혈, 적혈구의 연전 현상) 그리고 약물 호남용(好濫用), 활성산소... 등등이 쌓이어 혈관이 좁아지고 혈액이 깨어지고 사멸된 혈액들이 일으킨다.

　위와 같은 상황을 유발케 한 것은, 육류의 과다 섭취와 잘못된 식생활과 운동 부족, 스트레스 때문이다. 육류 섭취를 하지 않는 사람들은 반대로 저혈압이 나타나는 경우가 대부분이다. 그런고로, 고혈압을 치료하기 위해선 육류의 섭취를 반드시 삶은 것으로 해야하며 저녁엔 절대 육류를 먹어선 안 된다.

　저녁에 육류를 섭취하지 않는 것은 모든 치료와 건강 지킴의 출발선임을 깨우쳐야 한다.

　이 '신의 한 수'를 잊지 않으시면, 만수무강에 많은 도움이 된다. 심지어 죽음에 까지도...

　당연히 정크푸드도 먹지 말아야 할 것이다.

　사람들은 고혈압약을 복용하고 있으면 자기는 고혈압이 치료되거나 위험에서 벗어날 수 있다 착각하게 된다. 눈앞의 위험은 피할 수 있는지 모르지만, 더욱 위험한 영역으로 들어가고 있음을 모르는 이들이 많다. 대부분의 의학도들이 그것을 이야기하지 않는다.

고혈압약의 부작용으로는(변비, 두통, 심장이상박동, 발진, 하지부종, 불면증, 성기능감퇴, 신장기능저하, 어지럼증...) 등을 곱을 수 있다.

모든 화학적인 약들이 그러하듯, 고혈압약으로 인하여 인체가 서서히 망가지고 있음을 나중에야 알게 된다.

양약 없이 근원적으로 고혈압을 고칠 수 있는데 무작정 화학적인 약을 처방하고 복용하는 안타까운 이들이 즐비하다.

원인을 알지 못하는 것을 본태성 고혈압 또는 1차성 고혈압이라 부르는데, 원인을 알지 못하기에 치료 약도 없다. 그럼에도 불구하고 현재 고혈압에 쓰이는 약들을 살펴보면 이뇨제, 칼슘길항제, 안지오텐신전환효소억제제, 알파차단제, 베타차단제 이러한 약들이 있다. 그러나 이러한 약들은 고혈압 치료제가 아니다. 임시 증상 완화 약이다. 그러므로 약을 복용치 않으면 전보다 더 높아지거나 위험해지는 것이다. 약사나 의사들도 고혈압의 근원 치료를 몰라 위험하고 너무도 해로운 약을 처방하고 있다. 이러한 양약을 계속 복용하면, 인체는 유린당하고 명(命)을 재촉당한다는 사실을 깨우쳐야 하며, 돌연사에도 깊은 관계가 있을 것으로 추측된다.

우리는 약의 약리 작용대로 표현해야 한다. 고혈압약이라 부르지 않고 '이뇨제', '수분탈수제', '칼슘길항제', '안지오텐신전환효소

억제제', '알파및 베타차단제'... 이렇게 불리어져야 옳은 표현이다.

나는 고혈압에서 화학적인 약 없이 완전히 벗어날 수 있다고 본다.

나의 경험에 의하면 그것이 또한 어렵지 않다는 것이다.

10~20년 고혈압약을 꾸준히 복용하신 분들이 많은데, 고혈압 환자들에게 먼저 장, 간, 신장 등을 청소케 하고, 튀긴 음식과 구운 육류를 피하며 정크푸드를 삼가고 올바른 식생활과 함께 매일 아침 식전과 저녁에 양파를 썰어서 삶아 그대로 드실 것을 권하며 아울러, 혈액을 맑게 할 수 있는 제품도 복용케 한다. 또한 일주일에 2~3회 정도는 빠른 걸음으로 걸어 등에 땀이 날 정도로 운동할 것을 주문하며, 필요하면 사혈과 녹즙도 권한다.

고혈압 약은 1차 장, 간 청소를 한 뒤에는 반으로 줄여 복용할 것을 주문한다. 그리고 호전 상태에 따라 약을 줄여가며 행하면 얼마 지나지 않아 고혈압 환자 10명 중 7~8명 이상은 고혈압에서 완전히 벗어남은 물론이요, 전보다 더욱 건강해짐을 볼 수 있다.

이제 의학도 새로워져야 하고, 환자들도 새로워져야 한다. 화학적인 약품이나 건강보조식품에서조차 빨리 벗어나야 한다.

평소에 음식을 올바르게 섭취함으로써, 고혈압에서 완전히 벗어나고 다른 질병에서도 벗어나 항상 건강한 육체와 멘탈을 유지할 수 있어야 한다.

(얼마 전에 74세 할머니가 왔었다. 오래전부터 고혈압약과 당뇨

약을 복용하고 있었다.

나는 내게 왔다가 간 뒤로 고혈압약과 당뇨약을 끊게 했다. 그 할머니는 나의 말을 잘 따라 주었다.

아마 자식들에게 이야기했다면 불가능했을 것이다. 그 할머니는 병원에 가서 혈압과 당뇨 검사를 했다. 그랬더니 혈압 137, 당뇨 수치는 170 정도 나왔는데, 의사가 "정상입니다." 그렇게 답을 해서 너무 기쁘다는 것이다. 물론 당 수치는 점점 내려갈 것이라 확신한다.

(또 한 분은 70세 되신 남성분으로, 혈압약, 당뇨약, 아스피린, 심장약, 우울증약, 수면제... 등을 복용하시는 분이 왔었다. 자그마한 체구이신데 배가 많이 나와 있었다.

나는 나의 요법으로 시행케 하여 그 모든 약을 끊게 했었다. 매일 전화가 온다. 그런데 놀라운 일들은 몸이 더욱 좋아지고 계시다는 것이다. 나는 그분에게 일어날 위험한 요소들을 감지하며 현대의학을 넘어 너무도 소중한 자연의학을 그분에게 펼치고 있을 뿐이다.

그분은 전화에서 심장 수술 날짜를 뒤로 미룰 것을 심각하고 고민하고 계신다고 전하신다.)

＊저혈압

혈압이 100 이하의 사람들이 더러 있다. 100 이하의 사람들이 저혈압 환자들이라 볼 수 있다.

저혈압의 사람들은 장이 나쁘거나, 심장이 나쁘거나, 폐가 나쁘거나, 간의 기능이 떨어져 있거나, 몸이 냉한 사람들이 그러하다. 그리고 나이가 많고 노년의 말경이 되면 누구나 저혈압이 된다.

혈액과 영양분이 충분하게 공급되지 않고 있다. 어떤 사람은 뚱뚱하여 혈액 순환이 되지 않아서 저혈압이 발병하고, 어떤 이들은 마른 체형으로 저혈압을 가지고 있다. 체온도 36.5℃가 되지 않는 경우도 많다.

양양분을 바르게 섭취하지 못하고 몸속의 열량이 부족하여 몸이 냉한 것이다. 음식을 먹어도 소화, 흡수하지 못하는 장을 가지고 있고, 간의 기능이 떨어져 있는 사람들이 대부분이다. 밀가루 음식을 계속 먹고 술이나 청량음료를 자주 마시면 저혈압에 걸리기 십상이다.

몸속에 충분한 영양분의 축적이 없고, 활력이 떨어져 있으면 체질을 바꾸어야 한다. 때로는 몸속에 나쁜 기생충들이 많지 않나 의문이 드는 경우도 없지 않다.

치료를 위해선 먼저 음식을 바꾸어야 한다.

밀가루 음식을 피하고, 인스턴트식품 같은 정크푸드를 끊어야 한다.

뿌리가 있는 음식을 자주 먹을 것을 권하며 간을 여러 차례 청소해서 담도의 협착을 넓혀주어야 한다.

양양분은 담즙이 원활히 분비되어야만 장에서 간으로 충분히 흡입될 수 있다.

담즙이 적은 사람은 영양분의 흡수도 적어진다. 이런 상태라면,

항상 저혈압과 저혈당증에 걸릴 수 있다.

장, 간을 여러 차례 청소한 후 음식을 바르게 섭취하면 저혈압에서 벗어날 수 있다.

저혈압에 도움이 되는 차로는 생강효소에다 대추 달인 물을 1:1로 믹싱하여 자주 드실 것도 권한다.

아이들의 건강지침서

아이들의 건강지침서와 어른의 건강지침서는 따로 있지 않다.

자라나는 아이들에게 절대로 인스턴트식품, 패스트푸드 같은 정크푸드를 먹지 않게 하는 것이 최선이다. 물론 육류도 되도록이면 삶아서 먹게 해야 하며, 반드시 튀긴 음식을 먹어선 안된다고 매번 강조하고 싶다.

많은 부모들이 아이를 좋은 학교, 좋은 대학에 보내고 싶어 한다. 또한 성격 좋은 아이로 키우고 싶어 한다. 그 모든 것이 음식에 좌우됨을 꼭 깨우쳐야 한다.

우리 아이가 왜 건강치 않고, 계속 엉뚱한 짓을 하고, 말을 듣지 않고, 공부는 하지 않고, 틱장애가 있을까? 그것은 부모들이 올바른 음식을 먹을 수 있도록 해주지 않았기 때문이다.

아이가 올바른 음식을 계속 섭취하면, 어른보다 더 점잖고 공부도 잘하고, 자기 일과 진로도 자기가 알아서 하게 되어 있다. 그런데 중국음식과 튀긴 음식, 과자류, 음료수... 등등을 자주 먹는 아이들은 장차 커다란 문제를 일으킬 수 있음을 깨치지 않으면 결국

세월이 더하여 뼈저린 후회를 하게 된다.

음식과 운동이 아이의 미래를 결정한다.

▶2012년(10. 24) 일자 영국 데일리메일이 전하는 인터넷 뉴스 하버드대 보건대학의 실험이 야기를 옮겨 본다.

매일 우유 3잔이나, 치즈 3장을 넘게 먹으면 남성의 정자 품질이 크게 떨어진다는 결과가 나왔다.

하버드대 보건대학원 연구팀이 15~19세 남성 189명을 상대로 식습관과 연관된 정자 운동량을 분석한 결과 지방을 제거하지 않은 유제품을 많이 먹으면 정자에 악영향을 줄 수 있다고 보도했다.

연구 결과에 따르면 정자에 해로운 일일 유제품 분량은 치즈 84g, 크림 3티 스픈, 전지 우유 3잔 등이다. 하버드대 보건대학 연구팀은 유제품을 매일 섭취한 남성은 정자의 형태 이상이 나타났다고 전했다.◀

또, 인터넷에 있던, 한의학 박사이신 박치완님의 우유에 대한 글을 옮겨 본다.

▶많은 의사와 영양학자들은(우유는 칼슘이 많이 들어 있어 골다공증을 예방하고 뼈를 튼튼하게 한다)고 하지만 절대 그렇지 않다.

우유를 먹으면 먹을수록 뼈가 약해져 골다공증에도 쉽게 걸린다.

노르웨이와 덴마크, 스웨덴은 세계적인 낙농국가로서 어느 나라 사람들보다 우유를 많이 마시는데 골다공증 환자가 제일 많다. 골다공증뿐만 아니라 동맥경화, 고혈압, 암 환자가 가장 많다. 이것이 우유를 열심히 먹어서 얻은 결과다.

반면에 우유나 유제품의 섭취가 상대적으로 드문 아시아와 아프리카에서는 골다공증 환자를 찾아보기 힘들다. 그러나 아시아나 아프리카인들도 미국인들과 같은 식생활을 하게 되면 골다공증 발병 비율이 높아진다고 한다.

그 이유는 우유는 산성식품이기 때문에 이를 계속 먹게 되면 몸은 점점 산성화되어 가고 인체는 약알칼리성을 유지하기 위해 뼈 안에 저장된 칼슘을 빼내어 혈액으로 공급하게 된다. 그러다 보니 뼈에서 과다한 칼슘이 빠져나가 결국 골다공증을 유발하게 되는 것이다. 또한 우유에 들어있는 칼슘은 몸에 흡수되지 않고 관절에 쌓여 관절염, 동맥경화의 원인이 되기도 한다.

60억 이상의 인류 중에서 20% 이상의 사람들은 몸에서 유산을 만들어 내지 못한다. 그래서 우유를 먹어도 흡수가 되지 않는다. 우유는 대량의 점액을 만들어 소화가 안 되게 한다. 또 기관지에도 끼어 기관지염, 천식을 발생시키고 유지방은 신장병, 고혈압, 동맥경화의 원인이기도 한다.

– 중략 –

우유는 송아지의 먹이다. 우유를 먹고 자란 아이는 덩치만 크지 면역력은 형편없고 머리가 나쁠 수 밖에 없다. 본래 우유는 소가 먹기에 알맞은 음식이다. 소도 6개월밖에 먹지 않는다. 그런데 인간이 송아지를 위한 소젖을 10년, 20년 계속 먹는다는 것은 근본적으로 문제가 있다.

우유는 성질이 매우 찬 음식으로 손발이 찬 사람, 냉이 많은 사람, 혈액 순환이 잘 안 되는 사람, 비염, 우울증, 축농증, 물을 항상 많이 마시는 사람 등 몸이 찬 사람들에게 특별히 더 해롭다.◀

▶1999년 미국 하버드 대학 연구진은 우유에 들어있는 IGF-1이라는 성장인자가 여성들의 유방암 위험도에 영향을 끼친다는 연구 결과를 발표했다. IGF-1가 성장에 도움이 되는 것은 맞지만, 필요 이상으로 많아질 경우 암세포 등 신체에 해로운 세포까지 성장시킬 수 있다는 것이다. 하버드 의대는 이 같은 이유로 우유를 하루에 두 잔까지만 마시라고 권고했다.

2014년엔 스웨덴 웁살라대학 연구진이 하루에 3잔 이상 우유를 마실 경우 심장병으로 사망할 위험이 크다는 연구 결과를 발표했다.◀

우리는 먹거리를 반드시 올바르게 바꿔야 한다고 본다.

1975~1977년 간 미국에서 질병이 너무 많이 발생하고 환자가 많고 질병으로 인한 사망자가 늘어나고 의료비가 늘어나고 그래서 국회 차원에서 전 세계 탑크라스의 의사들에게 연구를 의뢰한 적이 있었다.

엄청난 연구비를 쏟아 부어 각 질병에 관한 연구 자료의 분량이 5,000페이지에 달할 정도로 많았다고 한다. 그래서 그것을 계속 함축시켜줄 것을 의료진들에게 요청하여 결국 한 귀절로 압축시켰는데, 20세기의 암과 다른 많은 질병들은 "식원병"이 원인이다. 이런 결론이 나왔다고 한다.

즉, 음식이 잘못되어 질병과 암이 발병하고 있다는 것이다.

우리도 깨어나야 한다.

문제의 청소년, 범죄자들은 어떤 음식을 선호했는지 그런 자료가 있었으면 좋겠다.

가정이 튼튼하고 나라가 발전되고 더욱 강성해지려면 아이들이 바르게 자라야 한다.

그 첫째가 아이들이 먹는 먹거리에 있고, 둘째도 먹거리요, 셋째도 먹는 음식에 있다. 넷째는 운동과 자연과 되도록 친하여야 한다.

자오(自鳥)(세상에 이런 일이...)
흰머리를 자연산 검은 머리로

나이가 들면 사람들의 머리가 대부분 희끗희끗하게 변하게 된다. 그러나 현대에는 그런 현상이 젊은층에서도 나타나고 있는 실태다.

많은 사람이 흰머리를 감추고자 다양한 방법으로 염색하곤 한다. 아직 흰머리를 검은색의 자연 모발로 자라나게 할 수 있는 약품은 없는 상황이다.

그런데 우연히 머리를 검게 할 수 있는 방법을 얻게 되었다.

여기에는 많은 곡식과 하수오 같은 약초도 들어간다.

지금 이 제품을 만들어 열심히 임상하니, 정말로 흰머리가 없어지고 검은 머리카락으로 변했다. 또한 머리카락이 굵어지고 잘 빠지지 않는다. 전에는 머리를 감으면 잔잔한 머리카락이 많이 빠졌는데 그렇지 않고 느낌이 좋다.

또한 피부가 탱탱해지는 느낌도 들고 맑아진다는 느낌도 있다.

흰 모발이 갑자기 검어지는 것이 아니고, 인체 내에 많은 세포들이 좋아지고 난 뒤에 검은 머리카락이 자라나는 듯하다. 즉, 손상된 DNA가 회복되는 듯한 느낌을 숨길 수가 없다.

계속 장복을 하면 노인이 되어도 건강할 수 있고 또, 무병장수에 많은 도움이 될 듯하여 가슴이 벅차다.

99세는 몰라도 100세까지 건강하게 갈려면 반드시 필요한 제품이 아닐까? 추천해 본다.

내가 2020년 3월 19일 저녁부터 복용하였는데, 1개월 20일쯤(약 50일) 부터 흰 머리가 사라지기 시작했다. 머릿밑에 하얀 모발이 많았는데 드문드문 보이고 머리카락이 굵어지고 힘이 있어졌다.

사람마다 차이가 있을 것이다.

1개월부터~ 2개월부터~ 3개월부터~ 4개월~

분명한 것은 반드시 흰 머리카락이 검은 머리카락으로 나게 할 수 있다는 것이다.

처음에 하루 3회 정도 복용하여 검은 모발이 되면 그다음은 관리 차원에서 하루 1회 정도 복용해도 계속 검은색 모발을 유지할 수 있을 것으로 생각한다.

의학이나 의술을 넘는 좋은 비방을 얻게 되어 모든 것들에 감사하고 싶다.

뒷목에 혹덩어리

　뒷목에 커다란 혹덩어리를 갖고 있는 분들이 더러 있다. 참으로 불편할 것이다. 어떤 젊은 친구는 20대 후반이나 30대 초반일 텐데 목 뒤에 커다란 혹이 있어 아주 스트레스가 심하다고 했다.

　목 뒤에 커다란 혹주머니에는 대부분 비지밥이라고 하는 하얀 불순물이 모여 있는 경우가 대부분이다. 그 원인은 육류의 과다 섭취와 운동 부족, 잘못된 식생활 때문이라 추측되고, 몸 밖으로 배출되어야 할 불순물들이 한 곳에 정체해 있기 때문이다. 신장의 기능이 약하고 올바른 식생활을 하지 않았고, 운동 부족 탓이라고 본다.

　꼭~그런 혹들이 목 뒤에만 있으란 법이 없다. 어떤 이는 이마에도 그런 혹이 있는 이들도 있고 귀 뒤에, 머리에 사람마다 부위가 다르다.

　혈관에 붙어있지 않고 혹이 작으면 수술로 제거할 수 있지만, 혹이 크고 혈관과 가까이 있으면 수술이 불가능해 진다.

　이럴 때, 장, 간 디톡스를 많이 하게 하면 없어지는 경우가 그렇지 않은 경우보다 더 높다. 그래도 여의치 않을 땐, 거기에다 약초를 붙여 물집을 잡히게 하여 불순물을 분출케 한 뒤(2~3일 간) 다시 화상 밴드를 붙여 나머지 나쁜 물질들을 뽑아 올리는 방법을 권하고 싶다.

한 번에 완전치 않으면 같은 방법을 시간이 어느 정도 지나 또 시도하면 아주 도움이 될 것이다.

무엇보다 안전하다는 것이 장점이 아니겠는가~

나의 요법이 몸에 혹덩이가 있는 분들에게 크게 도움이 되었으면...

유방암에 사용해 봤으면

유방에 암이 발병한 것은, 유전 7, 운동 부족 10, 잘못된 식생활 30, 스트레스 40, 환경 및 기타 13(%)라고 본다. 위와 같은 원인들이 뭉쳐져 혈액과 림프액이 나빠져 혹덩어리가 만들어진 것이다.

수술하고 방사선을 쬐이고, 항암제를 사용하면 위에 나열한 원인들이 없어질 것인가?

나는 인체에 해가 없는 아주 괜찮은 방법을 제시 본다.

유방에 약초를 붙여 하루 정도 지나 떼어내 물집을 잡히게 하여 3~4일간 진물이 흘러내리면 그것을 닦아내고, 진물이 나오지 않으면 거기에 화상밴드(파스)를 붙여 다시 나쁜 물질들이 뽑아지게 한 후에 상처를 아물게 하고, 그리고 장과 간을 청소케 하고, 쑥이나 씀바귀, 뽕잎, 엉거귀... 등등의 풀잎을 말려 가루로 만든 것을 장복케 해 보고 싶다.

풀잎을 말려 가루 낸 것은 다른 암에도 물론 모든 질병에 잘 통할 것이라 생각하면 가슴이 뜨거워 진다.

질병을 부르는 음식들

  나는 모든 질병들의 발병 원인 중 잘못된 식생활이 30%나 차지한다고 주장한다. 그중에 질병을 불러들이는 음식들이 있다고 떠든다. 특히 정크푸드는 모두가 반드시 질병을 불러들이는 음식이라 본다.

  정크푸드를 먹은 날과 먹지 않은 날을 잘 비교해 보시라.

  엄청난 차이가 있다. 그것을 감지 할 수 없다면 당신의 몸은 잘못되어 있다.

  첫째가 튀긴 음식

  올리브, 카놀라유, 참기름, 들깨기름, 해바라기, 포도씨유... 어떤 기름도 100℃를 넘겨서 요리를 하면 기름은 본연의 특성을 잃고 인체에 흡수되면 혈액과 혈관에 아주 나쁜 역할을 한다고 주장한다. 트렌스지방을 넘어 인체에 악영향을 미친다고 본다.

  둘째, 구운 육류

  육류를 구워서 먹으면 타닌 성분이 있어 해롭다고 말하지만, 그것보다는 육류 속에 있는 기름이 삶을 때보다 더 남아 있고 또 변성된 육류에서 나오는 기름이 인체에 악영향을 준다고 본다.

육류를 먹을 땐 되도록이면 삶아서 드실 것을 권한다.

셋째, 밀가루 음식

흰 밀가루로 된 빵이나 국수, 라면, 과자... 등을 피해 한다.

통밀로 된 음식은 자주 먹어야 한다.

당신이 먹은 것이 당신을 말한다.(You are, What you eat!)

당신이 컨디션이 좋지 않거나 몸에 이상이 있다면 곰곰이 생각해 보시라~

나는 지난날 무엇을 즐겨 먹었을까?

나만의 식중독 대처법

식중독 사고가 여름, 겨울 없이 4계절에도 발병하고 있다.

토사곽란을 만나면 사람의 기력이 완전히 빠져 버린다. 그리고 식중독이 심하면 목숨도 위험해진다.

아마 전해 내려오는 민간요법 이었을 것이다.

집된장을 두 숟가락 정도 떠서 공깃밥그릇에 담고, 물을 3숟가락 정도 붓고 잘 저어 믹싱을 한 후에 그것을 원샷으로 마시는 것이다. 나도 이것을 어떻게 먹지 고민을 했지만, 배가 너무 아프니 어쩔 수 없이 마셨다. 그랬더니 30~40분쯤 지나니 배가 정말로 괜찮아졌다. 그래서 많은 이들에게 식중독 대처법이라며 전해 주었는데 거의가 다 좋아졌다고 했다.

그런데 큰 누님이 몇 달 전에 식중독에 걸려 그렇게 해 보셨는데, 신통치 않아 결국 양약을 드셨다고 한다.

그래도, 효과를 보는 경우가 그렇지 않은 경우보다 훨 높다는 것이다.

그렇게 짠 된장을 원샷 했지만 부작용은 전혀 없다는 것이 놀랍다.

암튼, 나만 알고 있는 것이 아까운 정보라 여기 소개해 본다.

.

운동선수들에게

운동을 잘하기 위해선 먼저 몸의 컨디션이 좋아야 한다.

그날의 컨디션이나 평소에 항상 잘 준비된 컨디션을 유지해야만 이 좋은 성적, 좋은 기록을 낼 수 있다.

그러기 위해선 특별한 영양식이 있어 프로그램대로 영양을 섭취하겠지만, 내가 여기서 하고 싶은 것은 반대로 몸속의 독소와 노폐물들을 제거하는 것도 잘 활용하면 더 좋은 기록, 성적, 세계적인 두각을 나타내는 선수들이 즐비해질 수 있다고 본다.

기록의 단축과 자기와 팀의 성적을 향상시키기 위하여 선수들은 밤과 낮으로 열심히 운동하여야 좋은 성적을 낼 수 있는 중압감에 시달린다. 이것은 좋은 성적을 내는 것과 비례하여 선수의 생명 또한 단축시킬 수 있는 양면성이 숨어 있다.

체계적으로 음식과 영양분을 섭취하고 운동을 하여 피치를 향상시키려 노력하지만 그만큼 에너지가 필요하며 그로 인하여, 인체에 젖산이나 활성산소나 노폐물들이 많이 쌓이게 된다. 체계적인 영양 공급의 프로그램은 있으나 몸속을 청소하여 베스트 컨디션을 만들 수 있는 방법을 모르고 있는 듯하다.

몸속 청소를 일주일 전이나 2주 전에 실시하고 게임이나 시합에 나가면 훨훨 날 수 있다. 가령 비슷한 1~2분대의 마라톤 선수가 있다면 몸속을 청소한 후에 출전하면 1~2분 정도는 충분히 앞당길 수 있다 본다. 1~2분은 엄청난 차이요, 기록이다.

야구나 축구, 배구... 등등의 구기 종목이나 육상이나 유도나 레슬링... 모든 스포츠 종목의 선수들이 시합1~2주 전에 반드시 장, 간을 청소할 것을 권한다.

몇 년 전 베이징 올림픽에 우리나라의 국민 마라토너, 이봉주 선수가 국민의 커다란 기대감 속에 출전하였다. 아시아게임과 보스턴 마라톤 같은 대회에서 좋은 성적을 내었지만, 유독 올림픽에서만큼은 우승한 적이 없어 스스로 엄청난 노력을 기울였지만 역부족이었다. 그때 내가 가장 안타까운 것은 그 선수에게 장과 간을 청소케 하고 출전했다면 우승을 하지 않았을까? 하는 생각을 떨칠 수가 없었다. 우승한 아프리카 선수와 이봉주 선수와의 차이는 종이 한 장 차이다. 그런데 장과 간을 디톡스하고 출전하면 반드시 더 좋은 기록이 나옴은 숨길 수가 없는 진실이다.

실질적으로 일반인들이 가끔씩 장과 간을 크리닝을 하고 나면 다들 산행을 하면 전에는 후미에 뒤처지던 사람들이 선두에서 걷게 된다. 또 운동장을 뛰어 보아도 확실히 전과 다르게 피로나 지치는 정도가 다르다. 그 이유는 무엇인가? 몸 안에 독소와 노폐물들을 제거하니 혈액순환이 잘 되고 혈액순환이 잘 된다 함은 코로 숨 쉰

산소가 신체의 말단 부위까지 잘 전달이 되기 때문에 피로가 덜 쌓이며 폐와 심장, 간 등등의 신체 전반에 걸친 바이오리듬이 좋아졌다는 뜻이기 때문이다.

이봉주 선수도 그러하지만, 수영의 박태환 선수도 다음 올림픽에 출전할 때는 꼭 장과 간을 크리닝 시키고 출전하여 좋은 기록을 내고 세계를 제패하여 국민에게 기쁨을 또 안겨 주었으면 좋겠다.

【얼마 전 20세 이하 월드컵이 '터키'에서 열렸다.

이라크와 4강을 두고 시합이 벌어졌는데, 연장전을 전, 후반 치르고도 3:3으로 비겼고 승부차기에서 우리가 3:5로 아쉽게 분패했다. 축구도 엄청난 체력을 소모해야 하는 운동 중의 하나이다. 전, 후반을 열심히 뛰고 난 뒤 연장전에 들면, 선수들이 다리에 쥐나 나고 경련이 일어나고 체력이 바닥을 드러낸다. 그럴 때 트레이너나 동료 선수들이 지친 선수들의 다리를 들어 올려 근육을 풀어주는 갖가지 방법들을 시행해 주는데, 문득 그때 느낀 것이 발가락에 사혈을 하면 근육의 경련을 풀어주고 바닥난 체력의 회복에 크게 도움이 되리라 생각이 들었다. 사혈을 하면 강렬한 운동에서 생성되는 몸속의 피로물질과 독가스(활성산소)를 어느 정도 쉽게 줄여 줄 수 있으니, 연장전에 나서면 힘차게 뛰게 되면 거의 90% 이상 이길 확률이 있다고 본다. 연장전 같이 체력이 바닥 난 상태에서 사혈을 받고 나선 선수와 근육을 마사지한 선수와 뛰는 차이가 고등학생과 초등학생이 축구 시합을 하는 것만큼 차이가 날 수 있다.】

운동선수에 대한 다른 이야기들을 살펴보자.

몇 해 전 한 기관에서 각 분야 종사자별 수명통계(남자)를 내었는데 종교계 종사자가 70대 후반, 인문계 종사자가 70대 중반, 이공계 종사자가 70대 초반, 그리고 스포츠계 종사자는 60~70대 초반이었습니다. 그것은 다름 아닌 인간의 평균 수명을 직업적으로 분류해 놓은 것이 있는데, 운동선수들도 참고 삼아 볼 수 있길 기대한다.

인간의 평균수명을 직업적으로 분류해 놓은 것이다.

즉, 인간의 평균수명이 가장 긴 직업인이 종교인이라고 한다. 그리고 아이러니하게도 운동선수 및 스포츠계 종사자들은 평균수명이 60~70세 초반으로 다른 직업인들보다 짧다는 것이다.

왜, 그럴까? 어떤 이들은 평생 써야 할 에너지를 너무 일찍 한꺼번에 써버리기 때문이라고 말하는 이들도 있고, 스트레스를 일찍 많이 받기 때문이라는 경우도 있으며 그 외에 다른 이유도 많지만 스포츠계 종사자들이 일반인들보다 생명이 짧다는 것은 지금까지 통계적으로 사실임을 부정하지 못한다.

신체적 작용 외에도 스포츠맨들은 언제나 경쟁자들과 경쟁을 해야 하기 때문에 스트레스를 많이 받기도 합니다. 우리가 어릴 적부터 귀 따갑게 들었던 어른들이 '운동선수가 되어 성공하는 것보다는 공부해서 성공하는 것이 쉽다. 하는 말도 그런 이유라고 할 수 있겠지요.

우선 개인종목 선수들은 랭킹에 신경을 써야 할 테고, 단체종목에서는 주전 경쟁, 나아가서 연봉을 더 받기 위한 활약을 해야 한다는 중압감이 엄청 납니다. 이러한 고난을 뛰어넘은 위대한 선수들을 볼 때마다 저는 그래서 존경심을 넘어 경외감이 생기기도 합니다.

신체적 고통을 이겨내고 자신의 신체를 극한까지 끌어올려야 하는 동시에 언제나 경쟁자들로부터 자유로울 수 없는 스포츠인... 이런 것에 비록 수명이 다른 직종 종사자들보다 조금 짧다는 게 무슨 상관일까요?

자신의 한계에 대한 도전!

이것이 사람들이 스포츠맨을 꿈꾸고 동경하는 이유라고 생각합니다.

인터넷 검색창에서

스포츠 종사자들의 생명이 다른 직업인들보다 짧은 것이 사실인지 모른다. 그리고 현역 선수로 있을 때도 좋은 기록이나 좋은 실력을 보여야 연봉이며 사회적으로 각광을 받게 된다.

나는 주장한다.

장, 간, 신장 등을 디톡스 한 뒤에 시합에 임하면 분명히 좋은 성적, 좋은 실력이 나옴은 물론이며 차 후에 현역을 은퇴한다 하더라도 정기적으로 디톡스를 한다면 스포츠 종사자들의 평균 수명이 짧다는 그 연구 결과도 바꿀 수 있다고 확신한다.

선수들이여!

인체를 청소하라!

호르몬을 위하여

호르몬(hormone)은 생물학적 활성을 가지는 분자로, 우리 몸의 한 부분에서 분비되어 혈액을 타고 특정 표적 기관으로 이동하여 작동하는 화학 물질을 총칭한다.

동물이 땀을 흘리거나 입속에 침이 생기는 것, 위장에서 소화액이 분비되는 것, 남자가 정액을 분비하거나 여성의 질에서 분비액을 만들어내는 것 등 우리 몸 밖으로 분비 물질을 내보내는 생리활동을 외분비(exocrine)라고 하는데, 이에 반하여 우리 체내의 여러 곳에 위치하는 내분비샘(endocrine gland)에서 혈액 속으로 분비 물질을 내보내는 것을 내분비(endocrine)라고 한다. 호르몬이라는 것은 바로 이 내분비샘에서 분비되어 나와 혈액을 타고 돌아다니다가 우리 몸이 필요로 하는 어떤 신호를 우리 몸의 어떤 특정한 장소에 전달해주는 물질을 말한다.

[네이버 지식백과] 호르몬 [hormone](화학백과)

20대는 호르몬이 왕성하게 만들어진다.

50대를 넘어서면 호르몬이 현격히 줄어드는 현상이 나타난다. 그 차이는 무엇인가? 몸속에 독소와 노폐물들이 많아 그러하며 혈관에도 문제가 있고 더욱이 혈액의 맑고 탁함에 있다. 20대는 혈액이 맑아서 순환이 잘 이루어지기 때문이다. 많은 운동과 움직임에서도 피로감에서 쉬이 벗어날 수 있는 것은 그만큼 내부의 장기들이 깨끗하고 맑고 혈액과 림프액이 맑아서 정화 작용도 쉽게 이루어지기 때문이다. 이러한 인체의 상황을 모르는 일부의 기성인들은 기력이 떨어지고 면역력이 약해지면 육류를 억지라도 많이 먹거나, 영양제, 오메가, 비타민C, 홍삼, 붕어엑기스, 장어, 개소주, 보약... 등등의 스테미너 음식들을 찾게 된다. 영양이 넘치는 음식들을 골라 먹으면 처음엔 기력이 회복된 듯하나 그것들이 다시 혈액과 림프액, 혈관을 좁게 만들고, 심장질환, 고콜레스테롤, 뇌졸중, 전립선, 고혈압... 등등의 인체에 악영향을 미칠 뿐 아니라, 결국엔 명(命)을 재촉당하게 된다. 영양이 넘치면 반드시 명을 짧게 만들거나 관절염, 고혈압, 당뇨, 뇌졸중이나 심장병을 불러온다는 사실을 잊으면 안 된다.

호르몬들이 생성되지 않는 이유 중 또 하나의 커다란 원인은, 양약의 장기 복용에 있다. 모든 양약은 합성화학물질이다. 석유에서 많이 추출한다고 한다.

몸에 이상이 있어 양약을 복용하면 다른 합병증이 발병하는 충분 조건이 만들어지는 것이다.

변비, 두통, 불면증, 심장이상박동, 하지 부종, 어지럼증, 안구건조증, 성 기능 저하, 눈 떨림... 등등이다.

호르몬은 간이 만든다. 이것이 나의 지론이다.

그리고 다리도 호르몬 생성에 절대적 영향을 미친다고 본다. 아무리 좋은 음식을 먹어도 움직이지 않으면 정체해서 독소로 변하여 각종 질병들을 유발시킨다.

입으로 들어온 음식물을 위장이 유화시키고, 소장 벽에 있는 융모들이 영양분들을 흡수하여 문맥을 통하여 간으로 전달하고 간은 영양분들을 대사를 시켜 전 신체에 공급하기에, 간은 호르몬 생성에 절대적인 영향을 미친다 할 수 있다.

영양분이든 어떤 성분이든 말단의 세포들이 흡수 처리가 되어야 소화가 완전히 끝났다고 할 수 있다.

세포들이나 장기가 흡수 처리하지 않으면 간에서 정체하여 자꾸만 속이 더부룩하고 갑갑해진다. 옛날 어른들 대부분은 속이 답답하시다 돌아가시었다. 지금은 간단히 장, 간을 청소하면 되는데 몰랐다.

좋은 음식을 섭취하고 운동을 해야만 인체의 신진대사가 잘 이루어지게 된다.

호르몬이 잘 생성될 수 있도록 하는 궁극의 방법 역시 혈액과 혈관을 맑게 해야 할 것이다.

몸속 청소를 잘해주어야만 혈액과 림프액이 맑아질 수 있을 것이다. 그런 후 운동을 하면서 음식을 올바르게 섭취해야 할 것이다.

인체는 호흡과 음식... 이 두 가지가 전부이다.

탁한 음식들을 즐겨 먹으면 혈액이 탁해질 수밖에 없다. 혈액이 탁하면 혈관도 탁해진다. 탁해진 혈액이 스며드는 곳마다 통증과 질병이 발병하게 된다.

뇌에서도 많은 생체 호르몬이, 목, 눈, 코, 위장, 식도, 췌장, 신장, 생식기, 유방... 모든 곳에서도 호르몬들이 잘 생성되고 소멸이 되어야 건강한 삶이 될 수 있다.

장, 간을 청소하고 나면 나이 80세쯤 되어도 새벽에 남성의 신호가 오게 된다. 10명 중 6명 정도는...? 그리되지 않는 사람들은 혈관과 혈액, 나아가 몸속에 노폐물과 독소가 아직 많다는 것이다. 몸속을 비우고 청소를 하니 혈액 순환이 일어나는 것이다.

여성들도 마찬가지다.

건강한 여성은 생리를 오랫동안 한다. 귀찮다고 약으로 생리를 빨리 끊어지게 하는 여성들도 있다고 한다. 그것은 아주 위험한 행위가 된다.

자연의 순리를 역행하는 짓을 하면 반드시 벌이 내려진다. 그것이 질병으로 나타나게 된다.

남성 호르몬이든, 여성 호르몬이든, 또 림프액이든 모든 것은 몸속이 깨끗해야 잘 생성이 되고 순환이 된다.

젊은 여성들이 생리의 주기를 늦춘다. 또 피임약을 복용한다. 이러한 행위는 시간이 지나 나이가 들면 질병으로 반드시 나타남을 모르는 이들이 넘 많다.

몸속을 청소하고, 음식을 바르게 섭취하고, 운동을 적절하게 하면서, 때때로 사혈도 받아 볼 것을 권한다.

건강한 호르몬의 생성을 위하여...

▶ 참고자료

● 암. 산소에 답이 있다. | 윤태호

● 의사의 반란 | 신우섭

● 병원에 가지 말아야 할 81가지 이유 | 허현회

● 사랑하지 말자 | 도올 김용옥

● 의사는 수술받지 않는다 | 김현정

● 멈추면 비로소 보이는 것들 | 혜민스님

● 암, 생과 사의 수수께끼에 도전하다 | 디치바나 다카시

● 아프니까 청춘이다 | 김난도

● 의학 오디세이 | 강신익, 신동원, 여인석, 황상익

● 의학의 진실 | 데이비드 우튼

● 초라한 밥상 | 마우쿠치 히데오

● 밥 따로 국 따로 | 이상문

● 가정의학 전집

● 나는 현대의학을 믿지 않는다 | 로버트 S 멘델 존

● 의사가 못 고치는 환자는 어떻게 하나 | 황종국

● 활성산소를 줄이면 난치병도 줄일 수 있다 | 니와 유키에

● 죽은 의사는 거짓말을 하지 않는다 | 닥터 웰렉

● 생로병사의 비밀 | KBS

● 인체 기행 | 권오길

● 인체 해부학 | 현문사

● 누우면 죽고, 걸으면 산다 | 화타 김영길

● 의사를 믿지 말아야 할 72가지 이유 | 허현회

● 암을 고친 사람들 | 국제건강가족동호회

● 암은 정복된다 | 이영숙

● 잘못된 식생활이 성인병을 만든다 | 원태진

● 장이 건강해야 미인이 된다 | 이왕림

● 인체 기생충학 | 고문사

● 조선일보 경제면기사 및 건강 플러스 편

● 위험한 의학 현명한 치료 | 김진목

● 해피 엔딩 | 최철주

● 얼굴을 보면 건강이 보인다 | 야마무라 신이치로

● 인체의 신비 | 윈저 찰튼

● 동의학 사전 | 여강 출판사

● 항암제로 살해당하다 | 후나세 순스케

● 약을 끊어야 병이 낫는다 | 아보 도오루

● 도둑맞은 미래 | 테오 콜본, 다이앤 듀마노스키, 존 피터슨 마이어

● 없는 병도 만든다 | 외르크 블레흐

● 과자 내 아이를 해치는 달콤한 유혹 | 안병수

● 인터넷 열람

● 약은 우리 몸에 어떤 작용을 하는가 | 야자와 사이언스오피스

▶ **암을 일으키는 기생충** | 장흡충 (파시올롭시스버스키)

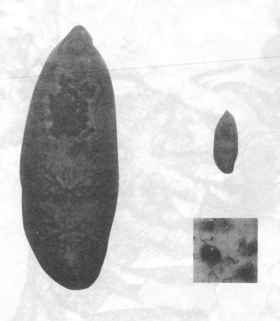

▶ **당신을 죽일 수 있는 세 가지 기생충**

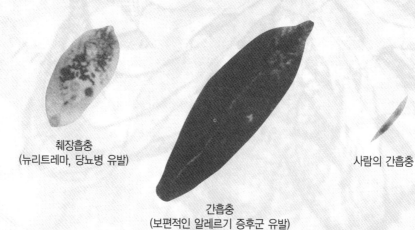

췌장흡충
(뉴리트레마, 당뇨병 유발)

간흡충
(보편적인 알레르기 증후군 유발)

사람의 간흡충

告 子 章(고자장)

맹자

하늘이 장차 그 사람에게 큰일을 맡기려고 하면

반드시 먼저 그 마음과 뜻을 괴롭게 하고

근육과 뼈를 깎는 고통을 주고

몸을 굶주리게 하고

그 생활은 빈곤에 빠뜨리고

하는 일마다 어지럽게 한다.

그 이유는 마음을 흔들어 참을성을 기르게 하기 위함이며

지금까지 할 수 없었던 일을 할 수 있게 하기 위함이다.

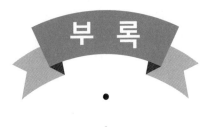

★ 제품 이야기 ★

** 간 청소 **

현대인들에게 발병하는 질병들은 대부분 영양이 부족해서가 아니라 영양이 넘치어 발병한다.

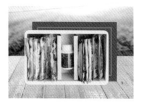

넘쳐난 영양소들이 몸에 흡수 처리되지 못해 변형되어 혈액을 탁하게 하고 혈액 순환을 방해하고 혈액에 나쁜 물질들을 제공하기 때문에 통증과 질병들이 발병하는 것이다. 비타민제를 1톤(T) 복용하는 것보다, 눈 영양제나 연골뼈 보충제를 1 트럭 분량을 복용하는 것 보다, 100년 근 산삼을 100뿌리 먹는 것보다, 오메가 제품을 1포대 복용하는 깃보다 먼저 선행되어야 할 것이 몸속 청소다. 찜질방, 운동, 침, 뜸, 마사지, 뼈 교정, 기도..., 등을 하기 전에 반드시 몸속 청소와 사혈을 받는 것이 더 경제적일 것이다. 매년 년 초에는 누구나 지난해 몸속에 찌든 노폐물과 독소들을 청소하고 난 뒤에 새로운 한 해의 문(門)을 열어야 하는데, 그렇지 않은 안타까운 이들이 많은 듯하다.

컨디션이 떨어지고 각종 통증과 질병이 발병한 것은 평소에 장, 간, 신장, 폐 ...등을 청소해주지 않았기 때문이다. 각종 암이 발병하는 것도 미리 몸속을 청소해 주지 않았기 때문일 것으로 추측한다. 또한 활력이 없고 초췌한 노인이 되는 것도 나이가 많아 그러한 것이 아니라, 때에 맞추어 젊은 날부터 몸속을 청소해 주지 않았기 때문일 것이다.

말기 암이나 중증의 질병으로 위험해지면 통증이 심하게 나타나는 경우가 다반사다. 그럴 때도 몸속을 청소하면 통증을 많이 완화시켜 줄 수 있다.

사람들이 가끔씩 묻는다. 몸속의 독소와 노폐물들을 제거(청소)하는 것은 몇 살 때쯤에 행하는 것이 좋으며, 몇 회를 실시하는 것이 좋은지......? 나의 경험에 의하면 14세 전,후로 1~2회 정도 실시해 주는 것이 바람직하다고 본다. 몸이 다소 뚱뚱하고 인스턴트식품을 즐겨 먹은 어린이들은 한두 차례 더 실행해 주는 것이 효과적일 것이다.

14세 이상은 2회쯤 실시를 하고, 45세 이상의 모든 이들은 묻지도 따지지도 말고 5회 이상 실시할 것을 권한다. 왜냐하면, 5회쯤에 가장 많은 양과 큰 것들이 쏟아지기 때문이다.

간경화를 앓고 있는 이들은 7~9차 정도쯤에 커다란 노폐물들이 나온다. 기계도 오래 사용하려면 자주 청소해주고, 기름도 칠하고, 엔진의 오일도 때에 맞추어 갈아주어야 한다. 인체도 마찬가지다. 특히나 결혼을 앞둔 선남자와 선여자는 반드시 몸속을 청소하고 결혼을 할 것을 권한다. 그래야만 건강하고 똑똑한 아이를 가질 확률이 높아진다.

나는 해마다 3월 5일 전후로, 죽음이 오기 전까지는 몸속을 청소하려 한다.

2020년 3월에는 52회째 몸속을 청소하였다고 노트에 체크되어 있다. 지난 일년 간 묵은 찌꺼기들을 청소하고 나면 육체와 멘탈이 더욱 새로워지고 눈이 맑아지고, 다리가 가벼워지며, 몸 전체 기운이 새로워진다. 몸속을 청소한 사람과 그렇지 않은 사람과는 분명히 다르다.

백 세 건강을 위하여 몸속 청소가 "신의 한 수"가 될 것임을 확신한다!!!

2회분......... ₩150,000

** 양지환에 대하여... **

양지환은 어떠한 기생충이나 유해 벌레들을 섬멸할 수 있었으면 하고 만들었고 또, 혈액을 맑게 하고자 포커스를 맞추었다.

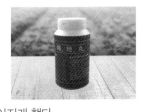

여기에는 참쑥과 개똥쑥, 정향, 계피, 어성초, 민들레, 차전자, 창출... 등을 비롯하여 여러 가지 좋은 풀뿌리와 잎사귀들을 혼합하여 하모니가 이루어지게 했다.

이 제품도 1998년부터 만들어 지금껏(21년) 사용해 오고 있는데, 부작용이 없다. 부작용은 없으나, 인체의 막힌 곳이나 유해 기생충이 있으면 심한 반응을 나타내어 준다. 암이 진성인지 아닌지 양지환을 복용 후 3~4일이 지나 그 명현 현상을 보고 나름의 판단을 하기도 한다. 또한, 전에 다친 곳도 찾아낸다. 그리고 생고기나 바닷고기 회를 먹고 배탈이 날 때도 아주 도움이 된다. 감기 증상이 있을 땐, 숫자를 높여 60~70개를 복용토록 권장한다. 각종 암을 비롯하여 만병에 양지환을 권한다.

　하루 복용량은 50kg 이상의 성인들은 하루 2회..., 1회 40~50환, 아침엔 식전에 자고 일어나자마자 복용을 권하고, 저녁엔 식사 후 2시간 뒤에 복용할 것을 권한다. 복용 숫자에 꼭 얽매이지 말고 자기에게 맞게 가감(加減)하여 복용하는 것이 좋다. 위장이 좋지 않을 땐 식후에 복용해야 한다. 어린아이들은 체중에 반(半)을 권한다.
　예) 30kg 일 때는 15개(丸)를 아침 식전과 저녁 식 후 2시간 뒤에 복용하면 된다.

　양지환의 복용 숫자를 결정하는 것은 오직 복용하는 사람의 몸속 유기체들만이 결정할 뿐이다. 양지환도 모든 질병 치료와 예방에 '신의 한 수' 가 되리라 생각한다. 봄에 1통, 가을에 1통을 복용해 볼 것을 권한다.

300g (45일분)......... ₩100,000

** 기관지 천식과 가래를 삭이고 폐렴을 넘어 각종 폐 질환에 도움을... **

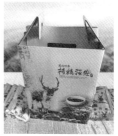

　이 제품은 물타지 않았다. 머~언 옛적부터 아마 전해 내려오고 있었을 것이다. 나도 그 할아버지 할머니 내외로부터 전수 아닌 전수를 받았다. 그런데 그 효과가 너무도 탁월하다. 전수 받은 비법에 나의 비방을 더하여 완성하였다. 담배를 피우고 있어도 4일쯤이면 가래(담)가 삭아지고 목이 시원해진다.
　이 제품을 양지환과 함께 병행하면 폐렴(코로나19), 독감, 사스, 메르스, 신종플루... 등등에 많은 도움이 될 것이다.
　여기에는 배와 도라지, 솔잎, 무, 쌀엿...등등이 들어간다. 그리고 우리가 평소에 먹는 먹거리들이 10가지 더 들어간다. 이 제품을 먹어본 이들 중 100이면 100! 넘 좋다고 평을 한다. 맛이 달달하고, 부작용이 없다는 것이 또한 더 없는 강점이다.

[얼마 전에 폐암을 수술 받은 분이 복용했다. 약 7일이 지나니, 가래와 콧물과 눈물이 현격하게 줄었다고 고맙다고 전해 왔다. 그 분은 폐 한 쪽을 부분 절단 수술을 받았다고 한다.]

기관지 천식, 폐렴, 가래, 폐암... 등등에 많은 도움이 될 것이다. 유아들의 감기약으로도 도움 된다.

복용 방법은 하루에 3포, 식 전·후로 복용하고 증세가 호전되면 아침과 저녁에 복용하면 된다. (** 어린이들은 1팩을 나누어서 소량으로 복용케 하세요.)

50포(1박스)........ ₩ 150,000

** 자오(自烏) ** 세상에 이런 일이...

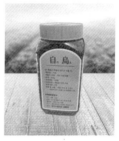

99세는 몰라도 100세 이상 건강한 삶을 살리려면 필수품이 '자오'가 아닐까? 생각해 본다. 또한 암 환자나 중증 환자들의 면역력 증진에도 필수품이 되리라 추천한다. 자오(自烏)는 바다 해산물과 곡식을 약간 볶고 갈아서 혼합한 것이기 때문이다. 비타민이나 오메가, 콘드로이친, 코큐텐, 루테인... 등은 인간이 여러 가공을 통하여 만든 합성화학물질이다.

그러나 '자오(自烏)'는 그렇지 않다. 건강한 사람들도 평소에 복용하면 건강 증진에 많은 도움이 되며 늙기를 더디 할 것이다.

자오의 또 다른 놀라움은 흰머리를 검은 모발(毛髮)로 자연적으로 나게 할 수 있다는 것이다. 몸속을 여러 차례 청소한 뒤에 자오를 장복하면 대부분 그리 된다. 머리카락만 검게 하는 것이 아니라 치아와 뼈도 튼튼하게 함은 물론, 피부도 고아질 수 있는 놀라움이 있다.

손상된 몸속의 DNA가 복원된 후에 머리카락이 검게 되는 듯하다. 의학이나 의술을 넘어서는 놀라움을 보여줄 것이다. 검은 모발이 나기 시작하는 것은 사람마다 차이가 있다. 1개월, 2개월, 3개월, 4개월...

검은 모발이 날 때까지 하루 3회 식·전후로 복용을 하다, 검은색으로 완전히 바뀌면 하루 1회 복용도 가능할 것이다.

330g (환)......... ₩50,000(13~15일 분)

** 신장 청소 **

이 제품은 신장을 청소하고 기능을 활성화하기 위하여 만든 제품이다. 이 제품도 부작용이 없다.

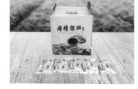

신장은 노화된 혈액과 림프액, 노폐물과 독소를 정화하는 놀라운 기관이다.

고혈압, 이명, 당뇨병, 야뇨증, 피부트러블, 호르몬의 불균형, 면역력이 떨어짐도 신장의 기능이 약하기 때문이다.

건강을 지키려면 신장의 기능이 왕성해야 하는 것이 매우 중요하다. 여기에는 쏘팔매토와 같은 열매는 사용하지 않았다.

노근(갈대뿌리), 목통(어름덩굴), 택사, 옥수수 잎과 줄기... 등등의 재료를 혼합하여 하모니를 이루게 했다.

복용하면 소변이 한꺼번에 힘 있게 많이 나오며 신장에 있는 노폐물들도 빠져 나오게 하여 신장 본연의 기능을 활성화하고자 했다. 그리되면, 뇌의 기능이 활성화되고, 시력과 청각, 심장병, 팔과 다리에도 도움이 됨을 느끼게 될 것이다.

1팩(봉지)이 진하고 과하면 1팩을 다른 용기에 붓고 물을 희석하여 여러 차례 마시면 되며, 하루 3봉을 기본으로 하지만, 2팩에 물을 희석하여 따뜻하게 데워 여러 차례 차(茶)처럼 마셔도 무방하다.

60팩(1박스)......... ₩200,000

** 고혈압에 쓰이는 약들... **

고혈압에 쓰이는 약은 주로 이뇨제(탈수제)이며 내성이 생기면 칼슘길항제, 다음은 안지오텐신 전환 효소억제제, 마지막엔 알파 및 베타 차단제를 사용한다.

이러한 약들은 고혈압의 원인들을 제거하는 것과 전혀 관계가 없다. 그런데도 사람들은 혈압 약을 죽음이 올 때까지 복용해야 한다고 세뇌되어 있다.

또한 화학적인 약들은 다른 질병을 불러오기도 하며 변비, 불면증, 두통, 심장 이상박동, 성기능 감퇴, 신장기능 저하, 어지럼증, 발진, 하지부종... 등의 부작용이 있으며, 결국은 명(命)을 재촉 당하게 된다.

고혈압을 양약을 복용치 않아도 정상적으로 만들 수 있는 방법은... 첫째 몸속을 청소해야 한다. 둘째, 튀긴 음식, 볶은 음식, 구운 육류, 믹스커피, 우유와 인스턴트식품이나 패스트푸드 같은 정크 푸드를 끊고 올바른 식생활을 해야 하며, 양파를 썰어 삶아서 아침 식전과 저녁에 죽처럼 먹으면 효과적이다.

고혈압에 쓰는 제품은 혈액을 맑게 하고 혈관의 콜레스테롤이나 플라크를 녹일 수 있어야 한다. 하루에 2~3팩 정도 따뜻하게 데워서 식 전·후 관계없이 복용을 하고 진하면, 차(茶)처럼 1팩에 물을 희석하여 따뜻하게 여러 차례 마셔도 좋다.

60팩(1박스)......... ₩ 150,000

** 심장을 건강하게... **

심장에 이상이 발병하는 것은 육류의 과다 섭취, 흡연, 양약의 호남용, 스트레스, 운동 부족...등등의 이유들에 의하여 혈액 속에 플라크, 코르티솔, 고콜레스테롤, 혈전(어혈), 노화된 혈소판 찌꺼기, 림프액의 변질, 고지혈... 등에 의하여 나빠진다.

다시 말해, 혈액과 림프액이 나빠져 심장의 기능이 떨어진다. 심장의 기능이 떨어지면 심장을 둘러싸고 있는 폐 기능도 자연히 떨어지고, 심장에서 분출된 혈액과 밀접한 관계가 있는 신장도 동반하여 기능이 떨어진다.

심장의 기능을 활성화 하려면 먼저 양약을 끊어야 한다. 튀긴 음식과 볶은 음식을 절대로 피해야하며, 패스트푸드, 인스턴트식품 같은 정크 푸드도 먹지 말아야 한다. 당연히 담배도 끊어야하며, 육류는 반드시 삶은 것으로 먹어야하며, 저녁엔 절대 육류를 먹어선 안 된다.

특히나 장어, 개고기, 소고기,... 등등의 육류는 더욱 피해야 한다. 곡식과 채소, 과일을 상대적으로 많이 섭취하면서 많이 걸어야 한다.

구심(求心)에 쓰이는 제품은 혈액을 맑게 하고 혈전, 플라크나 콜레스테롤, 고지혈 등과 같은 위험 요소들을 제거하고자 포커스가 맞추어져 있다.

60팩(1박스)........ ₩ 200,000(1개월~2개월)
** 과(過)하면 물을 희석하여 마셔도 된다.

** 보약 **

내가 만든 보약을 먹어본 분들은 다르다고 이야기해 준다.

여기에는 녹용, 인삼, 하수오, 쑥지황, 대추, 감초... 등을 포함 한 11 가지 재료들을 넣는다.

맛이 약간은 달달하다. 소화가 잘 되고 기력을 충전시키고자 만들었다.

대부분 호로몬이 잘 생성된다고도 이야기 한다. 약 4~6일이 지나면 몸이 따뜻해지고, 기운이 조금씩 좋아지리라 생각한다.

나의 보약은 다르다.

60봉(30일 기준)......... ₩ 300,000

** 뇌졸중 **

뇌경색과 뇌출혈로 나누어진다.

그러나 두 가지 역시 혈액과 혈관의 문제이며, 심근경색과 원인과 동일하다. 평소에 먹는 음식과 스트레스가 뇌졸중과 깊은 관계가 있다고 본다.

뇌졸중이 발병하면 좀처럼 완치가 어렵다. 더욱 질병이 심해지지 않게 하는 것이 우선이다.

수술이나 치료를 마친 후에 더욱 상태가 나빠지지 않게 하기 위하여, 아스피린, 혈전용해제, 혈액순환개선제 등을 계속 복용케 한다. 현대의학은...

뇌졸중에도 나의 제품들이 양약들보다 더 도움이 되지 않을까 생각한다. 야관문, 목통, 줄풀, 싸리나무, 노근,... 등등이 들어간다.

하루 3회, 1회, 1팩을 기준으로 한다. 진하면 물과 희석해도 된다.

60팩(1박스).........30일 기준........ ₩ 200,000

** 간(肝)을 튼튼하게... **

현대 의학적으로 간의 기능을 근원적으로 회복시키는 그러한 약은 거의 전무하다. 우르소데옥시콜린산 역시 마찬가지다.

헵세라, 비리어드, 바라쿠르드, 아데포비어, 고덱스, 인터페론, 이러한 제품들도 간의 수치를 떨어뜨릴 수는 있지만 근원적인 간 기능 회복과는 거리가 멀고 결국엔 간에 악 영향이 된다. 나는 간질환에 근원적으로 도움 되고자 제품을 만들었다.

여기에는 곡식, 엉겅퀴, 해산물, 오가피,... 등등을 넣었다.

60봉......... ₩ 200,000(1개월)

** 당뇨병에 도움을... **

당뇨병에 도움이 되는 제품을 만들었다.

여기에는 쇠비름, 한삼덩굴, 사갱이아재비, 사갱이, 박주가리, 큰고들빼기,... 등등을 넣었다. 췌장의 세포들을 근원적으로 회복시키고, 인슐린저항성 물질들을 제거하는데 세상 어느 제품과 비교해도 부족함이 없을 것이다.

식 전·후 관계없이 복용해도 무방하며, 1일 3~5회 기준

60봉(1박스)......... ₩ 200,000

** 관절염을 위하여... **

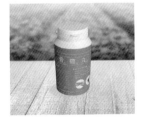

여기에는 마당에서 직접 불을 지펴서 고아 낸 닭 연골뼈의 추출물에다 골담초뿌리, 우슬, 홍화씨, 우엉, 해초,... 등등을 넣었다.

이것 역시 부작용이 없으며, 남녀노소 모두가 복용하여도 면역력에도 도움이 될 것이다.

특히나 관절염에 많은 도움이 되고자 만들었다.

복용 방법은 식전 후 관계없이 복용해도 무방하며 1일 2~4회, 1회; 30~50환

400g (환)......... ₩ 50,000(15일 기준)

** 만병을 위하여(위대한 풀잎들의 합창) **

세상에는 환자들에게 진실로 도움이 될 만한 제품이 드물다고 본다.

특히나 암 환자들에겐 더욱 그러하다.

그러나 자연에서 자란 청정한 곳의 풀잎들은 의학이나 의술을 넘어 인체에 해가 없다면 위대함을 보여주리라 믿는다.

쑥, 민들레, 왕고들빼기, 뽕잎, 무청,... 등을 채취하여 말려서 가루로 만들고 다시 환(丸)제로 만들었다.

한국을 넘어 일본이나 중국, 유럽, 세계인들 모두에게... 또한 어떠한 질병에서도 자연의 위대함을 보여주리라 생각하면 모든 것에 그저 감사할 따름인 져... !!!

300g .... ₩ 90,000
1일 3-4회 기준(1회 20-30환)

찾아오시는 길

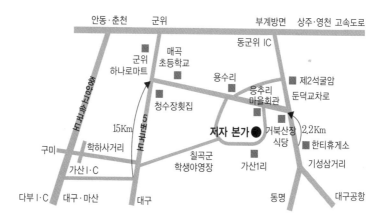

- 경북 칠곡군 가산면 가산로 1077번지(가산면 응추리 504-2)
- **문의** 010-6336-6869
- **계좌번호** 농협:735056-52-082540 대구은행:220-08-190147-001

의학이 어떻게 나에게 왔을까?

인쇄일 2020. 11. 16
발행일 2020. 11. 26

지은이 박상근(H·P : 010. 6336. 6869)
편 집 보라인쇄기획
펴낸곳 윤선 출판사
          경북 칠곡군 가산면 가산로 1077번지
펴낸이 전상득

ISBN 978-89-965164-1-5
값 15,000원